Monsieur le Professeur
de Jussieu, membre de l'Institut
&c, &c.

L'Auteur

ESQUISSE

DE

L'HISTOIRE DE LA MÉDECINE,

DEPUIS SON ORIGINE JUSQU'A L'ANNÉE 1812,

SERVANT D'INTRODUCTION

AU DICTIONAIRE DES SCIENCES MÉDICALES;

PAR L. J. RENAULDIN,

L'un des Collaborateurs du Dictionaire, Docteur en Médecine de la Faculté de Paris, ancien Médecin des Armées, Médecin titulaire du premier Dispensaire, Membre de la Société Médicale d'Emulation de Paris, Associé Correspondant des Sociétés de Médecine de Nancy, Strasbourg, Liège, et de l'Académie Royale de Madrid.

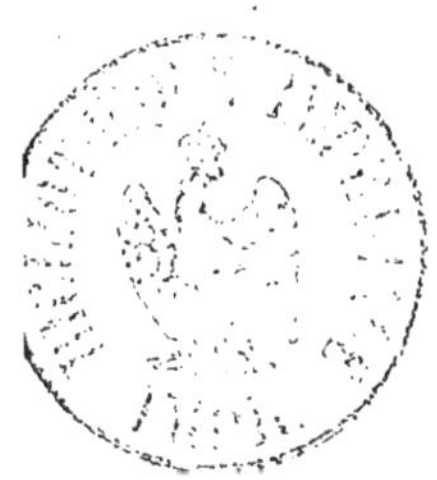

PARIS,

IMPRIMERIE DE LE NORMANT, RUE DE SEINE.

1812.

ESQUISSE

DE L'HISTOIRE DE LA MÉDECINE.

La Médecine, comme les autres sciences naturelles, repose sur l'observation des faits et sur l'expérience raisonnée. Elle consiste dans l'application générale des connaissances physiques à l'étude des maladies, et à la recherche des moyens de les prévenir et de les guérir. Forcée d'emprunter souvent l'appui de sciences collatérales, elle doit sans cesse interroger la Chimie, s'aider des lois de la Physique, et suivre de près les nouvelles découvertes qui enrichissent la classe immense des êtres organisés. Elle ne néglige aucun des faits qui semblent lui promettre quelque amélioration dans les moyens d'arriver à son but : mais avant d'en rien conclure, elle les soumet soigneusement au creuset de l'expérience, et ne prononce son jugement qu'après l'observation réitérée de résultats positifs et évidens. Que de théories brillantes, ingénieuses, accréditées, se sont évanouies devant un seul fait nouveau bien constaté !

Le domaine de la Médecine est tellement étendu, cette science exige une si grande réunion de connaissances diverses, qu'on ne doit s'étonner ni de l'incertitude de ses premiers pas, ni de sa longue enfance, ni des révolutions nombreuses qu'elle a essuyées à des époques quelquefois très raprochées les unes des autres. C'est un sujet bien digne de la méditation des philosophes et des savans, que l'histoire des vicissitudes qu'ont éprouvées la plupart des connaissances humaines avant d'arriver à cet état de splendeur où nous les voyons aujourd'hui. La Médecine en particulier a eu, plus qu'aucune autre science, à lutter contre des obstacles de tout genre : empirisme grossier, superstition aveugle, préjugés religieux, subtilités scolastiques, raisonnemens spéculatifs; telles sont quelques unes des causes dont la funeste influence a tant nui à l'avancement de l'art de guérir.

Tracer une esquisse rapide des principales destinées de cet art, exposer les services importans des hommes qui l'ont illustré en reculant ses bornes, dévoiler les erreurs qui ont retardé sa marche et ses progrès, passer en revue les différens systèmes qui ont modifié ses méthodes, signaler l'influence qu'ont eue les grandes découvertes sur sa réforme, parcourir la série des maladies nouvelles, des médicamens exotiques, qui ont agrandi son domaine, rappeler les secours utiles que lui ont prêtés les sciences accessoires pour concourir à son perfectionnement, suivre enfin ses pas jusqu'à l'époque actuelle, en jetant un coup d'œil sur ce que chacune de ses différentes branches offre de plus remarquable : telle est la tâche que nous nous sommes imposé l'obligation de remplir dans cette Introduction; tâche extrêmement vaste, hérissée d'obstacles, susceptible d'une foule de développemens dont l'ensemble formerait une histoire complète de la Médecine, mais que nous sommes obligés de restreindre dans les bornes d'un simple aperçu, destiné à embrasser seulement les points les plus saillans de cette histoire.

La Médecine est aussi ancienne que le monde. On rencontre des vestiges de son existence chez les nations les plus grossières. L'homme, par la nature même de son organisation, a dû être exposé de bonne heure à des accidens multipliés, capables de troubler l'harmonie de ses fonctions. Jeté sur le globe dans un état de nudité, sans défense contre les attaques des animaux malfaisans, sans abri contre les intempéries des saisons, il a connu dès sa naissance la douleur. Les inévitables accidens qu'entraîne le cours ordinaire de la vie, la gestation, l'accouchement et ses suites relativement à la mère et à l'enfant, l'action continuelle des causes extérieures, si difficile à maîtriser, l'influence nuisible du climat et de la température, les imprudences dont les plus sages même ne se garantissent pas toujours, la difficulté de pourvoir aux premiers besoins: voilà sans contredit des sources fécondes en maladies de toute espèce, pour la guérison ou le soulagement desquelles l'homme a dû nécessairement chercher des secours dans les productions nombreuses et variées que lui offrait libéralement une nature vigoureuse. Servi par des hasards heureux, ou guidé par une sorte d'instinct, d'impulsion secrète, que développe évidemment l'état morbide, ou conduit aux tâtonnemens de l'expérience par l'exemple même des animaux, ou enfin rendu hardi par l'excès ou l'opiniâtreté de la douleur, il parvint sans doute à découvrir quelques moyens thérapeutiques appropriés à ses maux, et dont l'efficacité reconnue après des tentatives réitérées, fut probablement communiquée d'une famille à une autre, et recommandée dans les circonstances analogues; en sorte qu'on peut dire que le premier malade fut aussi le premier médecin. Peu à peu de nouvelles observations ajoutées aux premières grossirent les trésors de la science naissante ; la Médecine devint une propriété commune ; et c'est ainsi que, transmise de génération en génération par voie traditionelle, elle se réduisit primitivement à un grossier empirisme, jusqu'à ce que les progrès successifs de la civilisation la tirèrent de cet état d'enfance.

Parmi les peuples anciens qui offrent des traces de culture médicale, on peut mettre au premier rang les habitans de l'Egypte, de cette contrée si longtems fameuse, qui paraît avoir été le berceau de la Médecine, et dont Homère célèbre les connaissances médicales généralement répandues. L'art de guérir et le sacerdoce ayant plusieurs traits de ressemblance, exerçant également sur les imaginations une influence proportionnée à la faiblesse dont elles sont frappées, et mettant en jeu les mêmes ressorts, c'est-à-dire la crainte et l'espérance, les prêtres ne tardèrent pas à usurper l'empire de la Médecine, et à s'arroger le droit exclusif de la pratiquer. Réunie dès lors à la religion de la manière la plus intime, enseignée dans les temples avec des cérémonies d'initiation peu capables de former des hommes éclairés, soumise à des lois absurdes qui interdisaient toute expérience nouvelle, et enfin divisée en autant de branches qu'il se rencontrait de maladies ou d'organes affectés, elle ne pouvait qu'être retenue dans les liens d'une éternelle enfance. Le corps humain était d'ailleurs considéré comme une pure machine, dont chaque pièce avait son médecin particulier, lorsqu'elle éprouvait quelque dérangement; seulement, dans les cas graves ou difficiles, on exposait les patiens sur les places publiques, sur les routes les plus fréquentées, afin qu'ils pussent recueillir les conseils salutaires des passans ou des voyageurs. Il paraît qu'à l'exception de quelques substances médicamenteuses employées contre certaines affections internes, les médecins égyptiens abandonnaient le plus souvent ces derniers à la nature, et que, relativement aux maladies extérieures, ils manquaient d'habileté pour en obtenir la cure; car ils ne surent point guérir une entorse, ou plutôt une luxation du pied, que Darius, fils d'Hystaspe, s'était donnée à la chasse, et qui céda au traitement appliqué par Démocède de Crotone, très célèbre médecin grec de ce tems. Mais on ne peut contester aux Egyptiens leur supériorité dans l'art d'embaumer les cadavres; art qui même eût dû les mettre sur la voie de quelques découvertes en anatomie et en physiologie, s'ils n'en eussent été détournés et par leur extrême aversion pour ceux qui pratiquaient les ouvertures cadavériques, et par la méthode grossière avec laquelle on procédait à ces ouvertures. Du reste, la Médecine était en si grande vénération chez ce peuple, que quelques Rois même se firent un honneur de l'exercer.

Les Juifs n'ont point été étrangers à l'art médical. Moïse surtout possédait de grandes connaissances en Hygiène, comme le prouvent cette partie de sa loi qui concerne les règles de la santé, et l'instruction qu'il fit répandre sur les moyens de reconnaître et de guérir la lèpre blanche, si commune parmi le peuple. De même que chez les Egyptiens, l'exercice de la Médecine était entre les mains des prêtres, et c'est aux Lévites qu'on s'adressait pour le traitement de la lèpre, lequel consistait principalement dans la séquestration des malades, dans la purification de leur corps, et dans des sacrifices expiatoires.

Nous ne nous arrêterons point à la Médecine mythologique des premiers tems de la Grèce. Ce n'est point la fable qui doit nous occuper ; c'est l'histoire de la science fondée sur des faits certains et des traditions authentiques. Mais nous ne pouvons passer sous silence ce fameux Esculape, qui paraît avoir existé quelque tems avant la prise de Troie, et qui se rendit tellement célèbre par ses connaissances en Médecine, en Chirurgie et en Botanique, que la Grèce lui érigea partout des statues, lui consacra des temples, et établit un culte en son honneur. On sait que, parmi les symboles dont il était entouré, les serpens jouaient le premier rôle, et l'on représentait communément le dieu sous la forme de cet animal. Depuis ce tems, l'antiquité l'a toujours considéré comme la principale divinité de la Médecine, et celle-ci fut pendant plusieurs siècles exclusivement exercée dans les temples d'Esculape, dont un des plus fameux, qui existait à Epidaure, fut dans la suite éclipsé par celui de Cos. Pour mieux consacrer la destination de ces monumens, les prêtres habiles qui les desservaient avaient soin de les élever dans une position salubre, et de les rendre spacieux et commodes. On n'admettait les malades dans l'intérieur du temple qu'après les avoir agréablement préparés et distraits par toutes sortes de jeux et de cérémonies sanitaires. Les histoires des maladies, et surtout celles des guérisons éclatantes, étaient gravées sur des tables votives, de métal, de marbre ou de pierre, que l'on suspendait aux murs et aux colonnes des temples, pour qu'on pût les consulter dans les cas analogues. Dans ces tems reculés, les connaissances médicinales étaient héréditaires, et se communiquaient régulièrement des parens aux enfans : c'est ainsi qu'elles se propagèrent durant des siècles dans la famille des Asclépiades, ou descendans d'Esculape, qui ne purent toutefois s'éclairer du flambeau de l'Anatomie, à cause des préjugés populaires qui obligeaient de traiter les morts avec le plus grand respect, et infligeaient de graves punitions à ceux qui osaient profaner les tombeaux.

Rome antique suivit en tout les institutions grecques, et bâtit des temples à Esculape, à Hygie, à Lucine, et à d'autres divinités subalternes, considérées comme protectrices de l'art médical ; et néanmoins cette ville célèbre repoussa pendant longtems les ministres de la santé, ou plutôt elle n'eut d'abord pour soigner les malades que des aventuriers grecs, parmi lesquels l'histoire nomme cet Archagatus qui, arrivé à Rome 219 ans avant Jésus-Christ, et ayant reçu du sénat le droit de bourgeoisie et les moyens d'exercer son art, perdit bientôt la confiance générale des Romains par sa méthode cruelle de traiter les maladies.

On voit que jusqu'ici la Médecine n'a d'autre fondement qu'un grossier empirisme, et que l'ignorance des peuples avait en quelque sorte dispensé les médecins de donner à l'art une forme plus rationelle. C'est seulement à l'époque de l'établissement des premières écoles philosophiques de la Grèce que ce dernier commence à attirer les regards, à devenir l'objet d'un examen moins superficiel, à offrir des traces de culture théorique, et à prendre rang entre les autres sciences, telles que la Physique générale, l'Astronomie, la Géométrie. Parmi les anciens philosophes, qui dans ces tems étaient tout à la fois politiques, législateurs, médecins, poëtes, on peut citer Pythagore, qui prétendait expliquer les lois de l'organisation animale par la puissance des nombres; Alcméon de Crotone, son disciple, qui passe pour avoir décrit le premier une partie de la structure de l'œil, d'après l'étude qu'il en avoit faite sur les animaux ; Empédocle d'Agrigente, l'un des plus célèbres philosophes de l'école pythagoricienne, qui, en faisant boucher une crevasse de montagne à travers laquelle l'*Eurus* (*Scirocco*) soufflait des germes pestilentiels, arrêta la fureur de ce vent qui dévastait tout, et occasionnait des maladies malignes ; Anaxagore, contemporain d'Empédocle ; Démocrite d'Abdère, qui faisait servir le mouvement des atomes et leurs rapports de forme où de situation, à l'explication des phénomènes de l'économie vivante ; Héraclite d'Ephèse, qui attribuait la même importance aux diverses modifications que peut éprouver l'influence du feu créateur et conservateur de l'univers. Les efforts auxquels se livrèrent ces hommes distingués, pour cultiver la théorie des connaissances humaines, nous font voir que la Philosophie de ces tems, mélange informe de vérités hardies et d'erreurs monstrueuses, était encore dans une enfance complète. Au lieu d'observer les effets de la nature, on raisonnait subtilement sur les causes, et certaines opinions purement hypothétiques étaient admises comme autant de vérités démontrées. Mais c'était déjà avoir fait un grand pas, que de remplacer par une doctrine raisonnée les recueils indigestes de formules, de lier les principes de la science à ceux des autres connaissances humaines, de la tirer du fond des temples, de lui faire perdre son caractère occulte et sacerdotal, son langage vague et mystérieux, et de dissiper au moins en partie les ténèbres dont l'ignorance et le charlatanisme l'avaient enveloppée.

Alors l'exercice de la Médecine dans les temples commença à tomber en discrédit ; peu à peu les jongleurs sacrés firent place aux médecins populaires, et les pratiques superstitieuses à des tentatives expérimentales. C'est principalement aux Asclépiades de Cnide qu'il faut rapporter l'introduction de cette utile réforme. Euryphon publie les Sentences Cnidiennes, qui étaient de simples descriptions des maladies ; Ctésias se rend célèbre par les succès qu'il obtient dans sa pratique ; Hérodicus, profitant de la passion des Grecs pour les exercices du corps, invente la gymnastique médicinale, et lui donne un caractère régulier et scientifique. On étudie les maladies, on observe l'action des remèdes généraux ; et quoique la plupart des traitemens se ressentent encore des grossières pratiques de la routine, du vague des fausses théories et des absurdités de la superstition, un meilleur esprit commence à s'introduire dans presque toutes les parties de l'art. Mais celui qui doit être justement regardé comme le véritable auteur de la réforme en Médecine, et qui eut la gloire de la rendre complète, c'est Hippocrate.

Né 460 ans avant Jésus-Christ, il reçut, à ce qu'il paraît, de son père Héraclide sa première instruction médicale, qui consistait vraisemblablement à observer les malades admis dans les temples, et à les traiter à la manière des Asclépiades ses ancêtres : il suça donc les principes de l'art avec le lait maternel. Il est probable aussi que ses observations sur le cours de la nature dans les maladies, ont en partie été empruntées de ce vaste recueil de faits pratiques, de ces tables votives suspendues aux murs des temples d'Esculape. Doué par la nature d'un génie tout à la fois observateur et étendu, hardi et sage, il sentit que, pour faire des progrès dans notre art comme dans la Physique, il fallait non seulement prendre l'expérience pour guide, mais encore y joindre le raisonement ; et c'est ainsi qu'il devint le fondateur de la médecine dogmatique, et donna à l'école de Cos cette prééminence qu'elle n'a cessé de conserver. Regardant la Médecine et la Philosophie comme deux sciences inséparables, il les transporta l'une dans l'autre ; mais il leur assigna des rapports absolument nouveaux, fixa les limites qui les séparent ; et, en délivrant la première des faux systèmes de la dernière, il la rendit vraiment philosophique, créa la méthode la plus sûre pour arriver à des connaissances positives, et mérita pour toujours le glorieux titre de *Père de la Médecine.* Sous le rapport de l'esprit qui dirigea ses recherches, on admire en lui cet art d'observer les faits, de les classer dans leur ordre naturel, de les lier à des principes généraux, c'est-à-dire d'en tirer des résultats qui ne font qu'exprimer leurs relations et leur enchaînement.

Le premier, il a porté le flambeau de l'observation dans toutes les parties de la science médicale. Il n'y a guère que l'Anatomie sur laquelle il ne put pousser fort loin ses connaissances, parce que, gêné par le préjugé de son tems, qui ordonnait d'enterrer les morts le plus promptement possible, il fut réduit, comme ses prédécesseurs, à disséquer des animaux; mais il se montre supérieur dans toutes les autres branches de l'art. S'agit-il de Pathologie? rarement il disserte sur l'essence des maladies; il préfère se conduire d'après l'observation des phénomènes évidens; il porte la plus grande attention sur les causes éloignées, particulièrement sur l'air, les vents et la constitution épidémique. Il indique la puissante influence des saisons et de la température sur le système de l'économie vivante, et il regarde leur divers changemens comme une cause suffisante des maladies nombreuses qui surviennent aux différentes époques de l'année. La Sémiotique doit sa création au vieillard de Cos, qui le premier a déterminé les périodes générales des maladies, la crudité, la coction et la crise, donné très exactement les signes de ces trois états, indiqué les phénomènes qui annoncent une issue heureuse ou une métastase, démontré que tous les mouvemens de la nature exigent un certain tems avant de pouvoir se développer. Il excellait surtout dans l'art de prédire les évènemens futurs des maladies, et il a fait l'admiration de l'antiquité, pour la sûreté et la justesse de son pronostic. On doit aussi le considérer comme l'inventeur de la Diététique, qui a une influence si importante sur la conservation de la santé et sur le traitement des maladies. Quant à la Thérapeutique, elle lui est redevable de la doctrine des indications, qu'il formait toujours d'après l'évidence des symptômes essentiels, et la connaissance des causes éloignées. Le principal ministère du médecin consiste, selon lui, à observer attentivement les opérations de la nature, à les seconder ou à les imiter, suivant les circonstances. Mais les services d'Hippocrate ne se bornent point à la Médecine interne; il a aussi enrichi la Chirurgie de beaucoup d'observations neuves et de différentes opérations. Par exemple, dans son livre sur les plaies de tête, il détermine très soigneusement les cas qui exigent la perforation du crâne, c'est-à-dire l'application du trépan; il est entré dans les détails les plus lumineux sur les fractures et les luxations : la doctrine entière des bandages et des appareils est de son invention.

Nous ne finirions point si nous voulions consigner ici tous les mérites d'Hippocrate, qui, du reste, doivent être gravés dans la mémoire de tous les médecins dignes de ce nom, et qui le feront toujours regarder comme l'un des plus beaux génies de l'antiquité. On voit, par le court exposé que nous venons de faire de sa doctrine, quelle importante et salutaire révolution l'art a subie sous les auspices de ce grand homme. Alors les abstractions théoriques et le pur empirisme durent céder le pas à la stricte observation des faits, et au raisonnement fondé sur l'étude des phénomènes de la nature; et la Médecine, comme science expérimentale, fit, en suivant cette marche, d'immenses progrès. Qui sait même à quel degré de perfection elle serait portée aujourd'hui, si elle eût constamment suivi l'excellente route ouverte par le divin vieillard? Mais elle devait bientôt abandonner cette sage direction, pour se laisser entraîner aux subtilités de la dialectique.

Parmi les successeurs d'Hippocrate, Thessalus, l'aîné de ses fils, fut un des plus célèbres, et le principal fondateur de l'Ecole *dogmatique*, qui se nomma aussi hippocratique, parce qu'elle adopta presque entièrement les principes de l'illustre médecin de Cos.

Les noms de Dracon, frère de Thessalus, de Polybe, gendre d'Hippocrate, de Dioclès, de Praxagoras, figurent au nombre des plus distingués de cette école. Mais entraînés par les divers systèmes de Philosophie qui régnaient alors, la plupart des Dogmatiques ne tardèrent pas à s'éloigner de la vraie route. Par exemple, tout en se conduisant d'après les axiomes établis, ils cherchaient à aprofondir les causes cachées, c'est-à-dire relatives aux premiers élémens qui entrent dans la composision du corps animal ; ils attribuaient aux nombres une importance extraordinaire, particulièrement au nombre sept, d'après lequel paraissaient se régler les grands changemens périodiques de la vie. Par là s'évanouit cette simple observation de l'activité de la nature et de ses efforts conservateurs dans les maladies ; à des vérités éternelles succédèrent de misérables subtilités ; au lieu de s'en tenir à l'expérience qui n'égare point, on se livra à de vaines disputes, et les principes immuables de l'art furent remplacés par de futiles hypothèses. De là l'origine de cette foule de sectes ou d'écoles, qui, bien loin de contribuer au perfectionnement de l'art, ne firent que mener directement à l'erreur.

Malgré les éminens services qu'Hippocrate avait rendus à la Médecine, il restait à cette dernière un vaste champ de découvertes à parcourir. L'Anatomie était encore au berceau; elle dut, en quelque sorte, au conquérant de l'Asie, l'avantage de sortir de son état d'enfance. On ne peut nier, en effet, qu'Alexandre n'ait eu une puissante influence sur l'avancement des sciences naturelles, par la protection spéciale qu'il accorda à son illustre précepteur, auquel il envoya à grands frais, de toutes les contrées de l'Asie qu'il parcourut, différentes espèces d'animaux pour les disséquer. Aristote a enrichi la Zoologie d'un grand nombre de découvertes, et l'a purgée d'une foule d'erreurs et de préjugés. L'ordre admirable qu'il introduisit dans l'histoire des animaux est entièrement fondé sur l'observation et l'expérience; mais il avança peu l'Anatomie humaine. Les progrès ultérieurs de cette branche intéressante de la Médecine étaient réservés aux efforts de l'école d'Alexandrie, ville qui, après la mort de son fondateur, devint, en quelque sorte, le centre des sciences, et le rendez-vous de tous les philosophes du monde cultivé, attirés, moins encore par la beauté et la salubrité du climat, que par la quantité extraordinaire de livres que les Ptolomées avaient achetés de toutes parts, et laborieusement rassemblés dans un temple de Sérapis. C'est là que vécurent Erasistrate et Hérophile, qui rendirent leur nom immortel par leurs nombreuses découvertes dans l'Anatomie de l'homme. Il est vrai qu'au lieu d'ouvrir seulement des animaux, ils eurent l'avantage de disséquer des cadavres humains. On sait avec quelle sagacité le premier de ces deux grands anatomistes découvrit la cause secrète de la maladie d'Antiochus, fils du roi Séleucus.

C'est vers ce tems que la Médecine et la Chirurgie, pratiquées jusqu'alors dans la Grèce par la même personne, furent séparées en trois branches distinctes, auxquelles on donna les noms de *Diététique*, de *Chirurgie* et de *Pharmaceutique*. Le médecin réglait la diète et prescrivait les médicamens internes : le chirurgien n'exerçait que la partie manuelle de l'art, et se bornait aux seules opérations : car le soin des ulcères, et même des tumeurs et des plaies, était confié au pharmaceute, lequel, malgré ce nom, ne ressemblait en rien à nos apothicaires. Cette distinction semble cependant n'avoir eu qu'une existence momentanée, ou même illusoire, suivant quelques historiens, et il faut avouer que l'on n'en trouve de traces bien prononcées qu'à l'époque de la renaissance des lettres.

C'est aussi dans ce même tems que commença à s'établir à Alexandrie l'école *Empirique*, qui fut l'ouvrage de Sérapion, et qui jouit du plus grand éclat pendant une longue suite d'années. On sait qu'elle avait pour système de n'admettre que ce qui est évident, de rejeter toute hypothèse, comme corruptrice de l'observation, de bannir tout raisonnement, toute recherche sur les causes occultes des maladies, et qu'elle se contentait de combattre ces dernières uniquement avec les moyens dont l'expérience avait constaté l'efficacité. Cette doctrine paraît devoir son origine au scepticisme, qui faisait alors de grands progrès sous l'influence de Pyrrhon, et qui contribua sans doute beaucoup à la séparation des écoles Empirique et Dogmatique. On ne peut nier que la première, ramenée sans cesse dans la véritable route de l'analyse, qui doit commencer par l'observation des faits, n'ait rendu plus de services que la seconde, qui avait abandonné la voie hippocratique, pour se livrer à l'esprit de controverse et aux verbeux sophismes qui régnaient généralement dans les écoles de Philosophie. Mais on peut aussi reprocher aux Empiriques d'avoir méprisé l'étude de l'Anatomie et de la Physiologie, négligé la recherche des causes morbifiques, et rejeté la doctrine des indications, inventée par Hippocrate. Sérapion poussa même l'aveuglement jusqu'à s'emporter et écrire avec violence contre le père de la Médecine.

Nous arrivons à cette époque remarquable où les victoires de Lucullus et de Pompée, en Grèce et en Asie, ayant transporté de ces belles contrées dans la capitale de l'Empire romain les chefs-d'œuvre des arts, les immenses richesses de l'Orient, et le luxe qui marche à leur suite; ces merveilles des beaux siècles de la Grèce finirent par attirer de toutes parts à Rome les philosophes, les rhéteurs, les poëtes, les médecins les plus célèbres de ce malheureux pays.

Un de ceux qui, parmi ces derniers, eut la renommée la plus extraordinaire, fut Asclépiade de Pruse en Bithynie, qui, après avoir passé ses premières années à Alexandrie, et vécu quelque tems à Athènes, vint à Rome où, bien différent d'Archagatus, il s'attira la confiance générale, et une grande considération par ses manières affables. Il fréquentait les personnages les plus distingués, entre autres Cicéron, qui reconnaissait en lui un homme doué d'un esprit philosophique, s'occupant à découvrir les causes des maladies et les guérissant heureusement. Pour rendre son nom impérissable, Asclépiade eut soin d'établir un système particulier aussi opposé au dogmatisme qu'aux principes des Empiriques : il le fonda sur la philosophie corpusculaire, qui jamais encore n'avait été liée à la théorie de la Médecine. D'après ce nouveau système, la santé dépendait de la juste proportion des pores avec les corpuscules ou atômes auxquels ils devaient livrer passage, et la maladie résultait de la disproportion des uns avec les autres. Il blâmait Hippocrate de rester spectateur tranquille des opérations de la nature, et c'est cet esprit d'observation qu'il appelait ironiquement une étude ou une méditation de la mort. Il avait une maxime bien capable de séduire les malades; il disait que le médecin doit guérir d'une manière sûre, prompte et agréable; *tuto, celeriter et jucunde.* Grand partisan des moyens diététiques, il recommandait surtout l'abstinence, les frictions, la promenade, la gestation, les distractions de toute espèce, et ne négligeait point la déclamation, le chant et la musique, dans le traitement des maladies. Pour flatter la mollesse des Romains, il avait porté le raffinement de la sensualité dans l'usage des bains, et imaginé des lits suspendus, où il faisait bercer les malades, pour endormir ou émousser le sentiment de leur douleur. A l'aide de cette sorte de charlatanisme, soutenu d'un esprit fin et adroit, Asclépiade obtint des succès prodigieux, et son école eut une grande célébrité.

Parmi ses disciples, on remarque principalement Thémison de Laodicée qui, choisissant un milieu entre l'empirisme et l'austérité du dogmatisme, devint le véritable fondateur de l'école appelée *Méthodique*, déjà préparée par Asclépiade. Comme son maître, il méprisait la doctrine d'Hippocrate sur les crises et les jours critiques, et il ne faisait aucun cas de l'étude des causes éloignées, qui lui semblait reposer sur des bases trop incertaines. Mais il tomba lui-même dans une erreur très grave, en considérant les causes immédiates ou prochaines comme le fondement de la connaissance et de la cure des maladies, et en bornant toutes ces causes à deux états, l'astriction et le relâchement (*strictum et laxum*); de sorte que toutes les maladies se trouvèrent réduites à deux classes principales, et à une troisième qui était mixte ou composée des deux autres. Le traitement se réglait sur cette division, et toute la matière médicale ne se composait que de remèdes relâchans et astringens. Thémison ne s'est point contenté d'être le fondateur d'une nouvelle secte : il a aussi inventé plusieurs préparations médicamenteuses, dont on se sert encore aujourd'hui, telles que le diagrède, le diacode, l'hiéra-picra, et il paraît qu'on lui doit en outre le premier usage des sangsues.

La plupart des Méthodiques, successeurs de Thémison, furent des hommes très distingués. Nous voyons successivement paraître Antonius Musa, qui, ayant heureusement guéri l'empereur Auguste d'une maladie grave, fut élevé à la dignité de chevalier romain, comblé de richesses, et vit ériger en son honneur une statue d'airain dans le temple d'Esculape; A. Corn. Celse, qui, malgré son attachement à l'école méthodique, suit fréquemment Hippocrate et les anciens médecins grecs, et qui se recommande par l'excellence de ses principes, surtout en Chirurgie, non moins que par son élégante et pure latinité qui lui a mérité le titre de *Cicéron des médecins ;* le charlatan Thessalus, de Tralle en Lydie, qui, aveuglé par un ridicule orgueil, et voulant, au mépris de toutes les découvertes faites par les anciens, opérer dans la Médecine une réforme capable de la perfectionner, prétendit abréger l'étude de cette science au point d'en rendre la connaissance familière dans le court espace de six mois, usurpa par ce moyen une célébrité extraordinaire, et eut enfin l'impudence de prendre le surnom de *Vainqueur des médecins ;* Soranus d'Ephèse, qui, élevé à Alexandrie, enseigna et exerça la Médecine à Rome avec une grande réputation, sous le gouvernement de Trajan et d'Adrien; Moschion, qui paraît avoir été un des rivaux de Soranus, et a donné des observations utiles sur les accouchemens, sur les maladies des femmes et sur l'éducation physique des enfans nouveaux nés; Cœlius Aurelianus, qui n'a guère fait que traduire ou commenter Soranus dans un latin barbare, mais dont l'ouvrage est d'autant plus précieux qu'il nous transmet sur les sectes en général, et sur les dogmes propres à chacune en particulier, des détails dont, sans lui, nous serions presque entièrement privés.

On doit aux Méthodiques de singulières innovations en médecine : telle est la *métasyncrise*, méthode thérapeutique qui avait pour but de changer l'habitude d'une partie malade, ou de tout le corps, par des remèdes appropriés, et de détruire la disproportion entre les pores et les atômes en attirant, par exemple, à l'aide de médicamens fort actifs, les humeurs du centre à la circonférence : telle est la fameuse *règle cyclique* ou *circulaire*, principalement employée dans les maladies chroniques, et qui consistait à passer d'un traitement infructueux à un autre tout différent, lequel, venant à échouer, était remplacé par un troisième, et à parcourir ainsi successivement un cercle de diverses méthodes curatives plus ou moins longues, minutieuses, fatigantes, et qui exigeaient, de la part des malades, une patience à toute épreuve.

Si l'Anatomie et la Physiologie ne firent aucune acquisition depuis l'école d'Alexandrie, la matière médicale, au contraire, fut surchargée d'une foule de compositions et de formules nouvelles, parmi lesquelles on en compte un petit nombre d'une utilité réelle. Andromachus de Crète, Archiâtre de l'Empereur Néron, très renommé pour sa science profonde et ses heureuses cures, invente la thériaque, préparation pharmaceutique devenue plus fameuse par le nombre et l'amas confus de ses ingrédiens, que par une efficacité constante. Dioscoride est l'auteur du seul ouvrage complet de matière médicale, qui nous soit resté de l'antiquité ; recueil également précieux au naturaliste, au médecin et au chirurgien, et qui se distingue surtout par la simplicité des formules ; aussi ce livre, quoique défectueux à beaucoup d'égards, a-t-il fait, pendant dix-sept siècles, la base de l'enseignement concernant l'application des substances des trois règnes de la nature au traitement des maladies. Doué de l'esprit le plus universel et le plus profond, et riche d'un immense trésor d'érudition, Pline l'ancien a embrassé, dans son Histoire naturelle, le cercle presque entier des connaissances humaines : son ouvrage, dit Buffon, est aussi varié que la nature, mais entrepris sur un trop vaste plan. La partie qui concerne la Médecine consiste dans un recueil de remèdes simples, tirés des trois règnes, dont il recommande l'usage contre toutes sortes de maladies, en avertissant de suivre les indications fournies par les causes morbifiques évidentes, sans s'abandonner à de vaines conjectures ; ce qui, pourtant, n'empêche point cet illustre naturaliste de tomber dans une foule d'erreurs, bien pardonnables à un homme qui, n'étant point médecin, avait dû s'en rapporter souvent à des autorités incompétentes, à des témoignages infidèles ou hasardés.

Il est rare de voir un système généralement adopté, quelle que soit sa vogue. A l'époque où le méthodisme jouissait de la plus grande célébrité, il y eut des médecins qui, au lieu des corpuscules élémentaires d'Asclépiade, admirent le *pneuma* des stoïciens, c'est-à-dire, un principe de nature spirituelle, qu'ils considérèrent comme un cinquième élément, sur les rapports ou proportions duquel reposaient la santé et la maladie. Athénée, qui exerçait la Médecine à Rome, avec beaucoup de distinction, fonda cette école nouvelle, qui reçut le nom de *Pneumatique*. Ses partisans regardaient surtout la dialectique comme une condition indispensable au perfectionnement de l'art; doctrine qui les entraîna dans des subtilités dont ils infectèrent la Pathologie, comme le prouve l'étrange multiplication qu'ils firent des espèces de pouls et de ses différences.

Mais un disciple d'Athénée, Agathinus de Sparte, s'éloignant des principes rigoureux de son maître, s'efforça de joindre sa doctrine à l'empirisme et au méthodisme, et choisissant dans chacun de ces systèmes ce lui qui lui paraissait bon, il devint ainsi le fondateur de l'école *Eclectique*, que l'on croit être la même que l'*Episynthétique*, sur laquelle nous n'avons que des documens fort vagues. L'honneur de cette réunion des trois écoles est aussi attribué à un homme beaucoup plus célèbre que son maître Agathinus, à Archigène d'Apamée, qui vivait et pratiquait avec distinction la Médecine à Rome, sous le règne heureux de Trajan. Comme ses prédécesseurs, il introduisit dans la doctrine du pouls une foule de divisions extrêmement subtiles; il changea la série des jours critiques d'Hippocrate, en substituant le vingt-unième au vingtième; il raisonnait sur la douleur presque aussi subtilement que sur le pouls. Ses nombreux disciples renchérirent encore sur les rafinemens sophistiques de leur maître, car Galien dit que leurs écrits contenaient mille énigmes.

Un des plus grands médecins de l'antiquité, et, sans contredit, le meilleur observateur après Hippocrate, c'est Arétée de Cappadoce, qui, d'abord attaché au système pneumatique, dont on ne peut méconnaître les traces dans son excellent ouvrage, l'abandonna ensuite pour embrasser la méthode éclectique. On rencontre chez lui des connaissances anatomiques supérieures à celles de ses contemporains, et qu'on chercherait vainement chez les écrivains qui l'ont précédé, chez ceux même qui l'ont suivi, jusqu'à la renaissance des lettres. Il paraît avoir vu lui-même la plupart des maladies dont il parle, tant les descriptions en sont exactes, frappantes et ornées d'un style noble, élégant, on peut même dire poétique; c'est, en quelque sorte, une série de tableaux, dont chacun a la couleur convenable au sujet qu'il représente. Toutes ses considérations sur les forces de la nature, sur la différence des constitutions, sur les changemens de saison et climat, sont entièrement conformes à l'esprit de la vraie Médecine. Dans sa méthode curative, fidèle aux principes d'Hippocrate, il fixe un régime convenable, suit toujours des indications très fondées, et administre un petit nombre de médicamens simples; grand partisan des vomitifs, il les prescrit très fréquemment : le castoréum était son remède favori dans la plupart des maladies chroniques.

La Chirurgie compte aussi plusieurs Eclectiques importans, tels que, Héliodore, qui exerçait avec distinction du tems de Trajan, et a laissé de bonnes observations sur les plaies de tête; Possidonius, cité par Aëtius pour sa pathologie chirurgicale; Antyllus, qui porta le traitement de l'ectropion, ou renversement des paupières, à un degré de perfection dont il ne semblait pas susceptible, et conseilla le premier d'avoir recours à la bronchotomie dans les cas d'angine où la suffocation est imminente; Philagrius, qui a donné de fort bons préceptes relatifs à la curation des affections calculeuses; Léonide d'Alexandrie, dont les fragmens chirurgicaux, que le tems a respectés, décèlent un observateur exact et réfléchi, et un praticien habile qui savait emporter les seins cancéreux, en les cernant et les cautérisant, et qui a fait des observations très intéressantes sur les ulcères et les verrues des parties de la génération.

Dans le tems où les écoles de Médecine étaient livrées aux scissions les plus pernicieuses à l'avancement de la science, et où régnait généralement la manie de fonder de nouveaux systèmes, d'inventer une foule de préparations médicamenteuses, souvent dégoûtantes, et de réunir les subtilités de la dialectique avec la théorie médicale, parut Galien, génie brillant et universel, joignant l'érudition la plus étendue à la sagacité la plus rare, également profond dans toutes les parties de la science, dominé par l'amour de la gloire et l'ardent desir de reculer les bornes de l'art : tel fut le médecin de Pergame qui, arrivé à Rome à l'âge de trente-quatre ans, sentit bientôt le vide des théories dominantes, et, fort de son éloquence et de son savoir, osa seul s'opposer au torrent de l'ignorance, tenta de ramener à son premier état le dogmatisme du divin Vieillard, renversa toutes les sectes qui étaient alors en vogue, et éleva sur leurs débris un système raisonné dont les profondes racines maintinrent sa domination pendant l'espace de treize cents ans. Comme, à cette époque, on ne pouvait se distinguer dans aucune branche des connaissances humaines, sans adopter, avant tout, une doctrine quelconque de Philosophie, Galien se décida pour les opinions de Platon réunies à celles d'Aristote. Il avait puisé à Alexandrie, devenue le berceau de l'Anatomie, les premiers élémens de cette dernière science, dont il fit pendant toute sa vie son occupation favorite, et dans laquelle on lui doit plusieurs découvertes importantes, quoiqu'il paraisse n'avoir disséqué que des animaux, et particulièrement des singes. Sa Physiologie est fondée sur la doctrine des forces vitales, animales et naturelles. En pathologie il a des idées originales, mais qui concernent plutôt la théorie qu'elles ne reposent sur l'expérience; et en général, dans ses descriptions de maladies, il approche rarement de la simplicité hippocratique. Sa prédilection pour la philosophie péripatéticienne semble l'avoir empêché de devenir un bon observateur, et les histoires qu'il raporte ont le plus souvent pour but de mettre dans un jour avantageux sa pénétration, et surtout le don du pronostic, qu'il se vantait hardiment de posséder au point de ne s'être jamais trompé dans ses prédictions. Sa doctrine du pouls contient des distinctions minutieuses et subtiles, qui n'ont jamais existé que dans son imagination. Ses principes de Thérapeutique générale sont beaucoup plus utiles que ses méthodes curatives particulières. Quant au régime des maladies aigues, il prend Hippocrate pour guide; mais ses écrits sur la matière médicale et la préparation des remèdes, fatiguent autant par leur prolixité, qu'ils rebutent par l'entassement confus des nombreux ingrédiens qui servent à composer toutes ses formules, ses recettes et ses antidotes. Cependant, malgré ses défauts, Galien a rendu d'immenses services à la science, et passera toujours dans l'histoire de notre art pour un des hommes les plus étonnans; nous ne voyons même, à l'exception d'Hippocrate, aucun médecin de l'antiquité en droit de lui contester la supériorité qu'il s'est acquise par ses talens et par la variété extraordinaire de ses connaissances.

Les auteurs grecs, postérieurs à ce grand homme, se ressentent déjà de la décadence des sciences, et ne sont guère que des compilateurs serviles, ou d'aveugles charlatans, partisans déclarés de la superstition. Un modèle à citer parmi ces derniers est Marcellus, surnommé avec raison l'*Empirique*, ignorant, effronté et crédule, qui donna un recueil informe de recettes nombreuses, dont il assurait que l'on pouvait faire usage sans l'entremise du médecin, pourvu que l'on y joignît certaines pratiques plus ridicules les unes que les autres. Nous devons pourtant distinguer Oribase de Pergame, ami de l'empereur Julien, qui lui devait le trône : on trouve, parmi ses compilations, qui ont le mérite de la concision et de la méthode, de fort bons principes sur l'éducation physique des enfans, sur leurs maladies, ainsi que sur le choix des nourrices, et plusieurs livres dogmatiques sur les plaies, les ulcères, les fractures et les luxations, que l'on peut regarder comme un précis bien fait de ce qui avait été écrit avant lui sur ce sujet.

La superstition et l'ignorance des troisième et quatrième siècles ne font que s'accroître dans le cinquième et le sixième par le démembrement de l'Empire romain et par les irruptions des Huns, des Hérules, des Goths, des Suèves, et d'une foule d'autres nations barbares : une grande quantité de bibliothèques et d'ouvrages de l'art deviennent la proie des flammes et de la dévastation. Au milieu de tant de troubles, qui achevèrent d'étouffer tout esprit philosophique et toute culture des sciences, parurent néanmoins deux hommes remarquables, Aëtius et Alexandre de Tralles. Le premier, qui avait étudié la Médecine à Alexandrie, rassembla tout ce qu'il trouva de meilleur dans les ouvrages de ses prédécesseurs, sans embrasser aucun système, mais en suivant principalement Galien et Oribase, et en adoptant quelques uns des dogmes d'Hippocrate; de sorte qu'on peut regarder sa compilation comme un bon code de médecine pratique, quoiqu'il porte trop loin la confiance due aux topiques, et qu'il recommande certaines formules superstitieuses. Le second, qui vécut peu de tems après Aëtius, se distingue comme auteur original et excellent écrivain pour son tems; animé de l'esprit de la véritable Médecine, il rejette les théories et la pratique des anciens, lorsqu'elles ne lui paraissent pas assez fondées; il fait un tableau général et régulier des maladies, et fixe le diagnostic de chacune avec la plus exacte précision; il blâme en divers endroits Galien d'avoir souvent tracé de fausses règles de traitement; et ses principes, manifestement calqués sur ceux d'Hippocrate, paraissent avoir été confirmés par sa propre expérience. Il a pourtant payé le tribut à son siècle, car il n'est point exempt de crédulité et d'empirisme.

Cependant la ville d'Alexandrie conservait encore une faible trace de l'éclat antérieur dont elle avait brillé, et qui l'avait élevée au rang d'une des plus célèbres écoles de l'antiquité. Mais parmi le grand nombre de médecins qu'elle forma dans le septième siècle, nous ne voyons guère que Paul d'Egine qui mérite d'être cité, pour son habileté en Chirurgie et particulièrement dans l'art des accouchemens; car, pour la partie théorique, il a copié littéralement des chapitres entiers de Galien, d'Oribase et d'Aëtius.

La culture des sciences en Orient, malgré les efforts de quelques princes pour la favoriser, ne fait que s'affaiblir de plus en plus avec l'Empire de Byzance, pendant le cours des siècles suivans. Le treizième commence par une époque désastreuse. Constantinople, depuis long-tems en proie aux plus horribles séditions, est prise, saccagée, dévastée par des hordes de Croisés, qui s'abandonnèrent à tous les excès de la fureur et de la cupidité. Actuarius, qui exerçait la Médecine dans cette ville, écrivit vers la fin du même siècle : c'est un auteur qui n'a rien d'original et qui suit presque en tout la théorie de Galien. Il eut pour contemporain Démétrius Pépagoménus, qui nous a laissé, sur la goutte, un ouvrage encore bon à consulter. Malgré le vide énorme qui se fait sentir dans la science et la littérature classique à cette malheureuse époque, les connaissances scientifiques ne moururent jamais complétement; les Arabes, que l'on ne peut considérer comme des hommes tout à fait grossiers, malgré l'esprit dévastateur qui caractérisa le commencement de leurs conquêtes, se chargèrent de nous transmettre les débris de la théorie grecque, et le quinzième siècle vit enfin renaître l'étude des anciens dans l'Occident chrétien.

Jetons un coup d'œil sur l'histoire de la Médecine parmi les Arabes. Ce peuple fanatique, après avoir soumis l'Egypte aux armes du calife Omar, brûlé la bibliothèque d'Alexandrie, ce vaste dépôt des connaissances comme des erreurs humaines, et dispersé les savans qui avaient rendu cette ville si florissante, ne tarda pas à sentir que l'étude de l'Alcoran et la profession des armes, auxquelles il se bornait, ne suffisaient point au bonheur de l'homme, et il apprit bientôt à connaître les avantages de la culture des sciences et les jouissances qu'elle procure. Les Chrétiens orientaux et les Juifs vaincus s'étant occupés à traduire en langue syriaque, non seulement les écrits des médecins grecs, mais encore les ouvrages d'Homère, d'Aristote, de Pline, etc., qui étaient du nombre des six cents volumes qui avaient échappé aux flammes; ces traductions devinrent, dès le septième siècle, le fondement des connaissances scientifiques et littéraires parmi les Arabes. Le calife Almanzor fonde un collége de médecins à Bagdad; Harun-Al-Raschid son successeur, protége ouvertement les sciences et appelle à sa cour ceux qui les cultivent. Mais de toutes les contrées soumises à la religion de Mahomet, aucune peut-être n'atteignit un aussi haut degré de prospérité que l'Espagne, riche par son commerce, ses manufactures et sa population. L'académie de Cordoue, pendant long-tems la plus célèbre du monde, pouvait déjà se vanter, au dixième siècle, de posséder la plus grande bibliothèque de tout l'Occident, puisqu'elle renfermait 250,000 volumes. Séville, Murcie, Tolède eurent aussi des écoles savantes qui furent très fréquentées, et qui conservèrent leur éclat jus-

3

qu'à la fin de la domination des Arabes. La langue des Sarrazins était celle des savans. Malgré tant d'excellentes institutions, une dépendance servile enchaînant les esprits, la Médecine ne fit aucun progrès réel; le germe de la vraie science fut étouffé par la nature de la religion et le joug du despotisme. L'Anatomie particulièrement, regardée comme une chose impure et absolument défendue par le dogme religieux de la nation, ne put faire un seul pas : on se contentait de l'apprendre dans les écrits de Galien, qui exerçaient sur toutes les écoles l'influence la plus tyrannique. Mais on ne peut contester aux Arabes des progrès sensibles dans la Chimie et la Pharmacie. Quant à leur Médecine pratique, on la trouve infectée des ridicules préjugés attachés à l'astrologie judiciaire, à l'uroscopie, à la vertu des talismans et à l'interprétation des songes, qui étaient des moyens d'inspirer de la confiance à une nation naturellement portée au merveilleux : aussi les médecins arabes négligèrent-ils l'étude de l'observation, pour se livrer aux subtilités de la théorie et aux artifices de la dialectique. La Chirurgie, cette partie intégrante de la Médecine, éprouva les mêmes obstacles, et vit sa marche et ses progrès arrêtés, non seulement par le vide des connaissances anatomiques, mais encore par les préjugés nationaux, par une pudeur mal entendue, ou plutôt par la jalousie des hommes, qui laissait aux femmes seules la permission d'entreprendre sur les malades de leur sexe certaines opérations, telles que, par exemple, la lithotomie, la réduction des hernies, etc.

La nation arabe a fourni une quantité considérable de médecins : nous allons dire un mot des principaux.

L'un des premiers et des plus importans est Rhazès, très célèbre professeur de Bagdad, dans le dixième siècle, et médecin du grand hopital de cette ville fameuse. Ses observations relatives à l'influence de la température, des saisons et du climat sur les maladies, sont conformes aux principes d'Hippocrate, qu'il prend également pour guide dans la curation des affections aigues. Il offre un modèle à suivre dans son traitement de la variole, maladie dont il a donné, le premier, une bonne description. Mais ce qui ternit un peu sa réputation, c'est son penchant pour les rêves de l'astrologie, et la pompe avec laquelle il annonce ses grandes découvertes. Du reste, il a laissé des documens intéressans sur l'histoire de la Chirurgie arabe. Peu de tems après lui, vécut le Persan Ali-Abbas, dont l'ouvrage, qui forme un cours complet de Médecine, ne contient rien de neuf : seulement il assure avoir recueilli la plupart de ses observations dans les hopitaux, qu'il regarde avec raison comme la meilleure école pour étudier les maladies mal décrites dans les livres.

Le commencement du onzième siècle vit briller Avicenne, surnommé le *Prince des médecins*, l'un des hommes dont l'autorité a le plus long-tems dominé dans les sciences, et qui a tenu pendant près de six cents ans le sceptre médical, quoiqu'il n'ait fait autre chose que répéter, dans un ordre conforme à l'esprit scolastique du moyen âge, la plus grande partie de ce que Hippocrate, Aristote, Galien, Aëtius ou Rhazès, avaient dit avant lui. Il possédait fort peu de connaissances en anatomie et en histoire naturelle ; on rencontre une foule de subtilités dans sa physiologie et dans sa pathologie : cependant il donne un conseil plein de sagesse dans les cas d'apoplexie foudroyante, c'est de laisser écouler l'espace de soixante-douze heures avant de procéder à l'inhumation : il décrit aussi beaucoup mieux que tous ses prédécesseurs, cette affection nerveuse connue sous le nom de névralgie faciale. Sa pratique n'a rien d'original ; il a presque tout emprunté des Grecs, et l'on s'aperçoit que ses connaissances en Chirurgie étaient très superficielles.

Nous passons sous silence quelques autres médecins arabes moins importans, qui ont vécu dans le onzième siècle. Mais le douzième nous présente deux Espagnols qui se sont rendus très recommandables, pour s'être affranchis de la routine dominante, et avoir suivi, contre la coutume des Arabes, une direction expérimentale. L'un est Albucasis, dont l'ouvrage sur les opérations chirurgicales offre un monument d'autant plus remarquable, que la Chirurgie languissait alors, par suite de l'abandon complet auquel la culture de l'Anatomie se trouvait condamnée : grand partisan de l'ustion, il recommande le feu dans la plupart des affections locales ; pour réduire les os fracturés, il employait de très fortes machines, dont l'application devait exciter de grandes douleurs : d'après ce qu'il dit des accouchemens, cette partie de l'art était vraisemblablement dans un fort triste état; il paraît qu'on s'inquiétait peu de la conservation de l'enfant. C'est rendre justice à Albucasis, que de reconnaître qu'il a réuni, en lui seul, plus de connaissances chirurgicales que tous les autres écrivains de sa nation. L'autre Sarrazin dont nous voulons parler, est Avenzoar, observateur original, ennemi déclaré des sophismes et des subtilités de son tems, s'éloignant en plusieurs points de la doctrine de Galien, s'en rapprochant dans les cas douteux, et sacrifiant par fois à l'empirisme et à la superstition : sa Chirurgie n'est point dépourvue d'intérêt. Averrhoës, son disciple, qui mourut au commencement du treizième siècle, appartient plutôt à l'histoire de la Philosophie qu'à celle de la Médecine, sur laquelle il n'a presque rien laissé qui lui soit propre, soit en théorie, soit en pratique.

Les médecins arabes, postérieurs à ce dernier, sont au dessous de la médiocrité, et ne nous offrent absolument rien d'instructif. Il paraît que les guerres perpétuelles que les Chrétiens suscitèrent aux Maures pour les expulser de l'Espagne, et qui obligèrent ceux-ci de songer sans cesse à leur propre conservation, les empêchèrent de se livrer désormais à la culture des sciences, jusqu'à ce que, dans le quinzième siècle, ils furent entièrement chassés de la péninsule, par Ferdinand le Catholique. On voit que notre art a fort peu gagné avec les Arabes : ils n'ont guère que le mérite de nous avoir conservé et transmis la Médecine grecque; ils laissèrent l'Anatomie au même point où ils l'avaient reçue, sans y ajouter la moindre découverte; loin d'être animés de l'esprit hippocratique, ils introduisirent dans la théorie médicale une foule de vaines subtilités; leur Chirurgie n'a produit qu'un homme important, Albucasis. Plusieurs compositions médicamenteuses, encore en usage de nos jours, quelques expériences de Chimie, et un petit nombre d'observations particulières, voilà tout ce qui leur appartient en propre, et à quoi se réduisent les avantages que la Médecine a retirés dans l'espace de sept à huit siècles qu'elle est restée entre les mains des Arabes.

Pendant que ce peuple s'occupait de la culture et de l'enseignement des sciences et des arts, sans y faire néanmoins des découvertes capables d'en reculer les bornes, les autres nations de l'Europe se trouvaient plongées dans les ténèbres de l'ignorance, et livrées au fanatisme et à la superstition la plus grossière. Dès le sixième siècle, les moines s'étaient emparés de la Médecine, qu'ils exerçaient presque exclusivement, comme une œuvre de charité, en recourant plus souvent aux prières et aux reliques qu'aux médicamens naturels : de là les cures miraculeuses opérées par les religieux de ces tems de barbarie. De plus, Charlemagne, qui encourageait les sciences et l'instruction, avait, en quelque sorte, consacré l'exercice de notre art parmi les ecclésiastiques, en ordonnant qu'outre les autres sciences, la Médecine serait enseignée dans les écoles des monastères. Mais elle ne commença guère à sortir de cet état d'avilissement, qu'à l'époque où l'Empereur

Frédéric II régularisa l'instruction dans l'école de Salerne, qui, fondée par des bénédictins du pays de Naples, était déjà fameuse dans le huitième siècle, quoique le poëme diététique de Jean de Milan ne nous donne pas une idée bien relevée des principes que l'on y professait.

Les voyages à la Terre Sainte, en établissant des communications entre l'Europe ignorante et les Sarrazins plus éclairés, contribuèrent pourtant en quelque chose à l'avancement de l'art : la lèpre, devenue commune en Occident, exerça la sagacité des médecins, fut mieux observée, exigea de sévères règlemens de police, de nombreuses fondations d'hopitaux ; les missionnaires envoyés dans les pays des Sarrazins, se familiarisaient nécessairement avec leur langue. Mais cette influence des Croisades, qui devait avoir des effets avantageux, au moins pour la Médecine, fut, en quelque sorte, paralysée par les subtilités de la dialectique, par les distinctions scolastiques, souvent inintelligibles, par les idées abstraites et les rêves de l'astrologie, qui s'introduisirent au treizième siècle dans l'étude de la philosophie et de la grammaire, et qui s'étendirent jusque sur la pratique médicale. On n'administrait aucun remède un peu important, sans avoir auparavant consulté les astres, auxquels on attribuait une influence plus ou moins puissante sur la marche et les crises des maladies, et qui servaient également à en pronostiquer l'issue heureuse ou funeste. La Chirurgie ne fait guère plus de progrès que la Médecine : cependant, Jean Pitard, qui mérita la confiance de trois de nos rois, la tire des mains grossières d'une foule de charlatans qui en avilissaient l'exercice; Salicet se livre à l'observation des faits, et obtient des succès mérités; Lanfranc blâme le traitement empirique et superstitieux des plaies et des ulcères; l'évêque Théodoric, qui pratiquait la chirurgie à Bologne, rejette les monstrueuses machines de bois que l'on employait pour la réduction des fractures et des luxations.

Les mêmes préjugés règnent dans le quatorzième siècle, et les tentatives que fait la raison pour les déraciner, restent infructueuses. Pour peu qu'un homme se distinguât par des connaissances en physique, il était considéré comme magicien ou sorcier, et échappait avec peine au danger d'être puni de mort. L'Anatomie ne s'apprenait que dans les livres, ou, tout au plus, par la dissection des animaux, et Galien était toujours l'oracle consulté. Cependant cette importante partie de la Médecine trouva un véritable restaurateur dans l'Italien Mondini, qui, en 1315, fit le premier, à Bologne, des leçons publiques d'anatomie sur des cadavres humains; exemple qui, dès lors, fut suivi par toutes les universités. Mais l'histoire naturelle des médicamens n'éprouva aucun changement remarquable. La Chimie n'était cultivée que par ces amateurs du grand œuvre, ces insensés qui avaient la ridicule prétention, non seulement de changer en or les métaux imparfaits, mais encore d'extraire de substances diverses une panacée universelle, qui possédât la vertu de guérir toutes les maladies, et de prolonger la vie humaine beaucoup au delà du terme ordinaire. Nous comptons, parmi les plus célèbres de ces adeptes, deux hommes singuliers, dont le premier, Arnaud de Villeneuve, ami des paradoxes, de l'astrologie et de l'alchimie, qui le rendent souvent inintelligible, a pourtant fait une découverte, celle de l'eau de vie et de l'esprit de vin, par la distillation : le second, Raimond Lulle, disciple du précédent, nous a laissé différens traités sur deux objets aussi chimériques l'un que l'autre, la panacée universelle et la pierre philosophale.

Pendant que les rêveries astrologiques, les distinctions subtiles, la passion pour les arcanes, et une absurde polypharmacie, infectaient généralement les écoles et les écrits des médecins, la Chirurgie seule gagna une grande considération, par les efforts de Gui de Chauliac, qui, à un savoir très étendu, joignait une force de jugement peu commune, et un zèle ardent pour la vérité. Dépouillé de tout préjugé, et méprisant le despotique arabisme qui régnait de son tems, il composa un ouvrage qui se distingue surtout par l'absence de raffinemens théoriques, par de rares connaissances en anatomie, et qui doit placer son auteur au rang d'un des premiers qui aient illustré l'art chirurgical, en le dégageant de la barbarie des âges précédens, et en y introduisant l'ordre et la méthode. Ce même art vit s'ouvrir une carrière aussi vaste que neuve, par les terribles effets de l'invention de la poudre à canon, vers le milieu du quatorzième siècle ; mais ce n'est que dans le quinzième que l'on trouve des écrits relatifs au traitement des plaies d'armes à feu.

Ce quinzième siècle est un des plus intéressans dans l'histoire des sciences. Chassés de la Grèce par l'invasion des Turcs, et forcés de chercher un asile protecteur, les savans de cette terre classique vinrent se réfugier en Italie, où, portant avec eux les ouvrages grecs et romains conservés dans les bibliothèques de Constantinople, ils réveillèrent bientôt l'étude des sources antiques. De nouvelles lumières se répandent, un mouvement régénérateur se fait sentir ; chacun veut étudier, chacun veut devenir savant ; mais aucune invention peut-être n'a eu une influence aussi universelle et aussi extraordinaire sur les progrès de la civilisation et sur la culture des sciences que la découverte de l'imprimerie ; et pourtant cette influence n'eut pas un effet très prompt sur l'empire des préjugés : car l'astrologie et l'alchimie, malgré les efforts de quelques hommes raisonnables, et, quoique condamnées, l'une par la faculté de Paris, l'autre par la ville de Venise, continuèrent à faire tourner la tête à la plupart des médecins de ce tems, qui restèrent fidèles aux superstitions, aux absurdités métaphysiques et à l'empirisme des Arabes. Pendant ce siècle, la Chirurgie resta presque inculte, excepté en France, où le collége de Saint-Côme jouissait déjà d'une grande réputation, et devait, dans la suite, sous le titre d'Académie, compter tant de personages illustres parmi ses membres. L'Italie fournit pourtant deux hommes qui firent époque en chirurgie, par leur esprit observateur : l'un est Benivenius (*Benivieni*), médecin de Florence, et l'autre Alexandre Benedictus (*Benedetti*).

Mais la Médecine vit, en quelque sorte, s'étendre son domaine, par l'apparition de plusieurs maladies nouvelles et inconnues. Privée, dans cette circonstance, du secours des anciens, elle dut alors se livrer à des essais qui la conduisirent directement à la méthode expérimentale. Mais les premières tentatives pouvaient difficilement être couronnées de succès; c'est ce qui rend raison des ravages énormes que firent ces maladies, lorsqu'elles parurent pour la première fois. Telle fut cette épidémie de coqueluche qui, en 1414, coûta la vie à tant d'individus en France ; telle la suette anglaise, qui fut si meurtrière en 1486, qu'elle emportait, en quelques heures, plusieurs milliers de malades. Le scorbut, dont on trouve quelques traces antérieures à ce siècle, et que l'on peut faire remonter à l'histoire des croisades, devint plus commun, à cause des voyages de long cours entrepris sur mer, pour aller à la découverte de nouveaux continens, et dut, par là, fixer davantage l'attention, et recevoir l'application d'un traitement plus rationnel. Originaire de la Pologne, la plique franchit les limites de cette contrée, et s'étend en Bohême, en Autriche et dans d'autres pays plus éloignés. Mais la maladie la plus importante du quinzième siècle, autant par la rapidité avec laquelle elle se propagea dans toute l'Europe, immédiatement après la découverte de l'Amérique, que par l'influence qu'elle exerça sur la doctrine médicale, ce fut la syphilis, qui se montra d'abord accompagnée de symptômes d'une violence extraordinaire, et qui ensuite prit insensiblement un caractère beaucoup plus doux, qu'elle a conservé depuis.

Le seizième siècle a été témoin de la lutte la plus violente qui, peut-être, ait jamais existé entre la lumière et les ténèbres. Les Grecs expulsés de l'Empire d'Orient étant devenus les maîtres des Italiens, on commence à s'occuper de l'étude des langues; on veut lire les ouvrages originaux des philosophes et des médecins de l'antiquité; on fait principalement consister l'instruction dans l'explication des anciens; aux barbares productions du moyen âge, succèdent les écrits immortels de l'oracle de Cos et du docte médecin de Pergame; le crédit des Arabes diminue sensiblement: l'Europe sort enfin de sa longue léthargie. Léonicénus de Vicence, s'éloignant des vaines subtilités scolastiques, porte le premier coup à l'arabisme, et rétablit ainsi la doctrine hippocratique: Thomas Linacre de Cantorbéry suit son exemple, et se distingue par de fidèles traductions.

Ces deux hommes, qui appartiennent au quinzième siècle, trouvent bientôt dans le seizième de dignes successeurs; tels sont, Gonthier d'Andernach, professeur à Paris, qui nous a donné de bonnes éditions latines de plusieurs des médecins grecs, et qui mérite, sous ce rapport, le nom de restaurateur de l'antique Médecine en France, quoiqu'il ait, en quelque sorte, déshonoré sa vieillesse par le plus aveugle enthousiasme pour le système de Paracelse; Janus Cornarius, qui a amélioré le texte d'Hippocrate, de Galien, d'Aëtius; Léonard Fuchs, qui contribua beaucoup à étendre les principes des anciens, et à présenter les Arabes dans toute leur nudité; Jean de Gorris, un des médecins les plus érudits de son tems; Houllier, célèbre commentateur d'Hippocrate, et qui a été surpassé dans la même carrière par son disciple Duret; le judicieux Baillou, qui a porté dans ses recherches l'esprit des fondateurs de l'art, c'est-à-dire l'étude des lois de la nature, quoiqu'on puisse lui reprocher de croire l'astrologie nécessaire au médecin; Foës, qui n'a point encore trouvé son égal pour la version et l'interprétation des écrits hippocratiques; Mercuriali, dont l'ouvrage érudit sur la gymnastique des anciens est devenu classique; J. B. Montanus, surnommé le second Galien, à cause de l'étendue de ses connaissances; le savant Fernel, qui écrivit avec tant de pureté et d'élégance dans la langue de Celse, et était si profond dans la logique, la physique et les mathématiques.

Tant d'hommes distingués durent nécessairement exciter et étendre l'esprit de recherche et d'observation, et opérer par là une révolution avantageuse dans la Médecine pratique. On commence à étudier la nature même, à rejeter les hypothèses, les doctrines arbitraires; on abandonne les Arabes et leurs sectateurs, on prend Hippocrate pour modèle, on s'applique davantage à la séméiologie, sans laquelle il n'y a point de médecin. Différentes maladies mal connues sont mieux observées, et reçoivent un traitement plus conforme à leur caractère. On découvre dans le mercure et les bois sudorifiques le véritable moyen de triompher de la vérole. La peste, qui se montra plusieurs fois, avec une extrême violence, dans le cours de ce siècle, excite pourtant des opinions contradictoires, relativement aux causes qui lui donnent naissance, et à la méthode curative qui lui convient. Quelques astrologues osent accuser les constellations; mais la force du mal exige qu'on s'occupe principalement des moyens de le guérir. On cherche contre ce fléau toutes sortes d'antidotes, tels que les préparations d'or et de pierres précieuses, les amulettes, l'huile de scorpion, les sachets de plantes odoriférantes portés sur le cœur, et autres compositions plus ou moins pompeuses, absurdes ou ridicules, qui font naître, ainsi que la saignée, des disputes fort vives entre les médecins. Paracelse, que nous allons voir jouer un rôle extraordinaire, recommande l'administration de l'antimoine, qui bientôt est condamné par un arrêt du Parlement de Paris, et dont pourtant, un siècle plus tard, le même tribunal devait rétablir l'utile emploi.

Outre les interprètes et les commentateurs des anciens, le seizième siècle nous a encore fourni un grand nombre de médecins observateurs, parmi lesquels nous remarquons J. Schenkius, Rembert Dodonæus (*Dodoëns*), Félix Plater, Forestus, P. Salius Diversus, auxquels nous pourrions ajouter une foule d'autres qu'il serait trop long d'énumérer. Tous ces hommes ont, sans doute, rendu d'éminens services à l'art de guérir, en se livrant avec ardeur à l'observation des faits : on peut néanmoins leur reprocher de s'être trop souvent attachés aux cas rares et surprenans, de n'avoir pas assez insisté sur l'influence de la constitution épidémique dans les maladies, d'avoir fréquemment négligé la recherche des causes morbifiques, et dirigé la méthode curative contre les symptômes; enfin, de ne s'être point entièrement dépouillés d'un reste de crédulité et de superstition, qui leur fait adopter sans examen une foule de relations fabuleuses.

Mais la Séméiologie de l'état malade dut beaucoup aux médecins hippocratiques de ce siècle, qui s'efforcèrent de fixer l'attention sur les principes de la Médecine grecque, et examinèrent de plus près certains objets de la plus haute importance. Ainsi l'on fit revivre la doctrine des jours critiques, sans en donner pourtant une explication satisfaisante : en considérant plus soigneusement les signes que l'on peut tirer de l'inspection de l'urine, on réprima les abus de l'uroscopie, auxquels tenaient encore quelques médecins crédules ou charlatans : la doctrine du pouls, mieux cultivée, fit renoncer à celle de Galien, que l'on trouvait trop subtile. Un des plus fidèles observateurs de la nature, parce qu'il n'adopte que ce que l'expérience a confirmé, c'est le sage Prosper Alpin, que l'on peut regarder comme le père de la Séméiotique, et qui a laissé bien loin derrière lui tous les médecins de son siècle, sans en excepter le classique Jod. Lommius et le galéniste Thom. Fiénus. Nous trouvons aussi quelques praticiens recommandables, Jean Riolan, célèbre dans les fastes de l'Anatomie, zélé défenseur de la Médecine hippocratique contre les rapsodies de Paracelse; Nic. le Pois, dont Boerhaave conseille spécialement la lecture; J. Heurnius, qui recommande l'étude des anciens, de préférence à celle des Arabes; L. Septalius (*Settala*), observateur exempt de préjugés; Félix Plater, qui eut la gloire de faire, le premier, l'essai d'une classification systématique des maladies que l'on avait coutume, avant lui, de décrire en parcourant successivement toutes les parties du corps.

Les sciences éprouvent rarement d'heureuses révolutions, sans rencontrer des obstacles plus ou moins difficiles à surmonter. L'édifice de la Médecine antique est à peine restauré, qu'un homme entreprenant tente de le renverser et d'élever sur ses débris une école nouvelle, dont il propage la doctrine par tous les moyens possibles. Ce hardi réformateur est Paracelse. Mais avant d'exposer les singulières opinions de ce novateur, arrêtons-nous un moment sur les causes qui préparèrent l'élévation de son système. Ces causes sont principalement l'extension de l'Astrologie, de l'Alchimie, de la Chiromancie, la croyance aux maladies démoniaques, l'introduction de l'art cabalistique dans l'étude de la Physique, et l'enthousiasme qui régnait alors, surtout en Allemagne, pour toutes sortes de pratiques superstitieuses. Plusieurs cabalistes cherchent à réunir leur science mystérieuse, ou plutôt leurs rêveries, avec la Médecine. Ces fanatiques partisans de la Philosophie occulte, propagent facilement leurs extravagances parmi ces prétendus sorciers ou possédés qui parurent en foule dans le seizième siècle. Cardan, homme instruit, mais crédule, et zélé défenseur de ces préjugés, ne fait aucune difficulté d'ajouter foi aux apparitions de spectres et de revenans, et à l'influence des démons, que l'on est étonné de voir admettre aussi par le sage Paré; Félix Plater regarde la mélancolie comme un effet de la possession du diable; Jean Bodin croit aux loups-garous, et attribue le cochemar à des sortiléges: qui n'a entendu parler de l'histoire de la dent d'or, qui fit tant de bruit en Allemagne, prétendu phénomène sur lequel Jacq. Horstius prit la peine d'écrire un livre, et qu'il considère comme un effet surnaturel, dépendant de la constellation sous laquelle l'enfant était né? Jamais l'Astrologie ne fut aussi généralement répandue; on l'aprenait même comme une science utile, qui faisait partie de la Physique : de là les prédictions extravagantes, l'empire du mysticisme, et la foule des illuminés et des fanatiques qui déshonorent ce siècle. Quoique l'Allemagne fût le principal théâtre de ces jongleries, la France, l'Italie et l'Espagne partagèrent la même folie, et les armes de la raison furent pendant un certain tems insuffisantes pour triompher des erreurs astrologiques qui s'introduisirent dans le domaine médical. . . . .

Paracelse voulant réformer la Médecine, et ayant affaire à des esprits déjà préparés, débute, étant professeur de l'Université de Bâle, par brûler publiquement, devant son auditoire, les ouvrages de Galien et d'Avicenne, en s'écriant que ce qui a été écrit pour la Grèce ne peut convenir à l'Allemagne. La première condition qu'il impose à celui qui entre dans la carrière médicale, c'est l'étude de l'art cabalistique, qui éclaircit tout et préserve de l'erreur. Ses écrits, suivant M. Sprengel, eurent pour but principal de rendre cet art populaire, et de l'unir à la Médecine le plus intimement possible. Sa théorie physiologique, amas confus des idées les plus incohérentes, produit de l'imagination la plus déréglée, est fondée en grande partie sur l'application de la Philosophie occulte à la démonstration des fonctions du corps humain : ainsi la force vitale est une émanation des astres; le Soleil se trouve en rapport avec le cœur, la Lune avec le cerveau, Jupiter avec le foie, Saturne avec la rate, Mercure avec les poumons, Mars avec la bile, Vénus avec les reins et les organes de la génération. Dans un endroit, il s'emporte contre Galien relativement aux qualités élémentaires, et prétend que chacun des élémens est susceptible d'admettre toutes les qualités, qu'il y a, par conséquent, du feu froid, de l'eau sèche, etc. Une doctrine physiologique importante est celle qui concerne l'Archée, espèce de démon qui fait, dans l'estomac, la fonction d'alchimiste, en séparant la matière vénéneuse que contiennent les alimens, d'avec celle qui sert à la nutrition. Cet archée, qui n'est autre chose que la nature, entreprend, de son autorité privée, tous les changemens, et guérit aussi les maladies; chaque membre a son estomac propre, qui effectue des sécrétions particulières, etc. Sa théorie pathologique est aussi déraisonnable : pour tout ce qui concerne les signes des maladies, leur connaissance et leur théorie, au lieu d'observer les symptômes, on doit consulter les planètes. Tous les dérangemens de la santé ont leur première origine dans le sel, le soufre et le mercure, trois principes chimiques que notre visionnaire substitue aux quatre élémens des anciens. Relativement à la méthode curative, il emprunte encore le secours de l'art cabalistique; il regarde l'or comme spécifiqne dans tous les cas où le cœur est le siége primitif du mal, parce que ce métal précieux se trouve en harmonie avec l'importance de l'organe. Il employait la liqueur de lune contre les maladies du cerveau, l'alkahest contre celles du foie, etc. Avant d'user d'un médicament, il est indispensable d'observer l'influence des constellations, et de s'assurer si elle est favorable : il avait une prédilection particulière pour les remèdes secrets et universels. Dans l'exercice de la Chirurgie, il rejette tout à fait l'usage des instrumens tranchans, des caustiques, et même des sutures, parce qu'il compte sur l'efficacité de ses arcanes, de ses caractères et de ses paroles magiques, et que, dans les plaies et les ulcères, il attendait tout de l'archée. Il employait beaucoup l'aimant dans les hémorragies, l'hystérie, l'épilepsie et la plupart des affections spasmodiques. Il étendit plus que jamais l'abus des talismans. Cette antique invention de la superstition et de la fraude, renfermait communément des figures magiques, et devait préserver des enchantemens, guérir presque toutes les maladies, procurer le bonheur et une vie de plusieurs siècles; mais le fauteur de tant de rapsodies et d'impostures, débitées dans un jargon mystique et barbare, éprouva lui-même la vanité de ses promesses, puisqu'il mourut à peine âgé de quarante-huit ans. On ne peut cependant lui contester le mérite des efforts qu'il a faits pour introduire en Médecine l'usage des préparations antimoniales, mercurielles, salines et ferrugineuses, qui ont sur nos organes une action si efficace. On ne peut non plus nier que l'Alchimie, qui a ruiné tant d'adeptes, n'ait été avantageuse aux sciences médicales, sous le rapport des importantes découvertes dont elle fut la source.

Le système paracelsique, malgré des attaques vives et multipliées, se maintint pendant plusieurs années en Allemagne et dans les royaumes du Nord, où il gagna de nombreux prosélytes, et trouva quelque faveur en Angleterre, et même en France, où il eut, entre autres partisans, Jos. du Chesne (*Quercetanus*), médecin d'Henri IV, qui, tout en condamnant les caractères et les paroles magiques, donna pourtant des preuves d'un empirisme superstitieux et d'une aveugle prédilection pour la Médecine hermétique. Mais détournons nos regards de ces pitoyables extravagances, qui tendaient directement à nous replonger dans la plus grossière barbarie, et jetons un coup d'œil sur les progrès considérables que firent l'Anatomie et la Chirurgie pendant la seizième siècle.

Remarquons, auparavant, l'influence extraordinaire qu'eurent sur les Sciences en général deux hommes auxquels on ne peut contester le génie propre à reculer les bornes des connaissances humaines. Bacon et Descartes paraissent à peu de distance l'un de l'autre. Le premier, brisant les entraves qui retenaient la pensée captive, et renversant les préjugés qui infectaient les écoles de son tems, tire l'esprit humain de sa profonde léthargie, trace une nouvelle voie de recherches, recommande partout l'étude de la nature, donne l'impulsion à la Physique expérimentale, et invente une méthode de philosopher qui eut les plus heureux effets sur l'art de guérir. Le second, ennemi des subtilités grammaticales, et secouant le joug de la scolastique, de l'opinion, de l'erreur, pose la base de la Philosophie sur ce doute salutaire, dont l'abus, parmi les anciens, avait contribué à la ruine de toutes les Sciences, mais qui, dans les mains de Descartes, devient un instrument capable d'en reconstruire l'édifice : cet homme étonnant établit pour principe de ne regarder comme vrai que ce qui est évident; principe lumineux, qui ne laisse aucune prise à l'erreur, et qui mène directement aux découvertes, mais dont il eut le malheur ou la faiblesse de s'écarter lui-même, en préférant l'étude des causes à celle des effets, et en négligeant souvent les résultats de l'observation pour se laisser entraîner dans les profondeurs d'une méditation purement spéculative. Tels sont les deux hommes qui, les premiers, ont mis entre nos mains ce fil incorruptible de la méthode, à l'aide duquel on peut parcourir avec assurance les sentiers les plus obscurs, les plus tortueux du labyrinthe des Sciences. Montrons que les sublimes conceptions de ces bienfaiteurs de l'humanité ne sont point restées infructueuses pour notre art.

Albucasis et Gui de Chauliac étaient alors en Chirurgie les seuls oracles dont on pût suivre les conseils. On ne craignait rien tant que les opérations, et l'on tâchait de les remplacer par toutes sortes d'applications emplastiques, ou bien on les abandonnait à des ignorans qui couraient de ville en ville. La doctrine des plaies d'armes à feu était encore dans l'enfance : on croyait que les balles et la poudre à canon avaient une propriété vénéneuse, et brûlaient les parties qui en étaient atteintes, et conformément à cette croyance, on commençait le traitement par l'ustion des plaies, dans la vue de détruire le poison qu'elles recélaient. Les amputations se pratiquaient encore avec des instrumens rougis au feu. J. de Vigo, André de la Croix, Maggi, Botal, les deux grands anatomistes Bérenger de Carpi et G. Falloppe, les lithotomistes Laurent Collot et Franco, l'Espagnol Arcæus (*de Arce*), s'étaient déjà rendus plus ou moins célèbres en cultivant avec succès différentes branches de la Chirurgie. Tagliacozzi, professeur à Bologne, en réparant certaines parties du corps, perdues ou mutilées, telles que les oreilles, les lèvres et surtout le nez, avait acquis une si grande réputation, qu'on érigea en son honneur, dans la ville où il professait, une statue où il est représenté un nez à la main. Mais aucun de ces hommes ne peut entrer en comparaison avec Ambroise Paré, à qui la Chirurgie doit tant d'illustration et des progrès si considérables. La théorie et le traitement des plaies d'armes à feu prirent une toute autre face sous un homme qui, d'abord chirurgien d'armée, devenu ensuite premier chirurgien de plusieurs de nos rois, avait fait des campagnes, assisté à des batailles, et profité des nombreuses occasions qui étaient susceptibles de développer son génie chirurgical. Il détruit les erreurs relatives aux plaies d'arquebuse, s'élève contre leur prétendue vénénosité, et ne veut point qu'on leur applique le traitement des brûlures; il dilate ces plaies, et facilite par ce moyen l'extraction des balles et des autres corps étrangers qui souvent les accompagnent. Pour arrêter les hémorragies, il lie immédiatement les vaisseaux artériels, au lieu de les brûler suivant l'ancienne méthode; il invente un pharyngotome, pratique avec succès la bronchotomie, essaie de guérir la fistule stercorale par la ligature: en un mot, la Chirurgie lui est redevable d'une foule d'améliorations du plus haut intérêt. Paré a trouvé en Guillemeau son disciple, un digne successeur, qui a perfectionné plusieurs opérations, entre autres celles du trépan et de l'anévrysme, et qui, sans contredit, l'emporte sur tous ses contemporains par ses principes relatifs à l'art des accouchemens, qu'il a réellement tiré de la barbarie. Ce n'est guère qu'au commencement du seizième siècle que l'on rencontre les premières traces de la section césarienne sur les femmes vivantes; mais cette opération fit le plus grand bruit à l'époque où F. Rousset s'en déclara le chaud partisan dans un ouvrage que l'on peut regarder comme un chef-d'œuvre en ce genre. Depuis Rousset, elle a été fréquemment pratiquée en différens pays, et particulièrement en France, avec des succès divers.

Les progrès sensibles de la Chirurgie ne sont point encore à comparer aux découvertes nombreuses dont l'Anatomie s'enrichit durant le cours du seizième siècle. Bérenger de Carpi, Gonthier d'Andernach, Nic. Massa ouvrent cette série d'illustres anatomistes qui ont tant contribué aux progrès de la Science. Jacq. Dubois (*Sylvius*) abandonne la dissection des animaux, établit ses démonstrations sur des cadavres humains, invente l'art des injections vasculaires, et se rend digne du titre de premier restaurateur de l'Anatomie en France. Vésale, son disciple, attaque avec force les préjugés enracinés, découvre sans ménagement les erreurs de Galien, et tente de briser le sceptre anatomique tenu jusqu'alors despotiquement par le médecin de Pergame. Son exemple est suivi avec ardeur, et l'on se trouve sur le chemin des découvertes. Eustachi, si célèbre par ses tables anatomiques, que l'on crut perdues pendant cent cinquante ans, développe les vues les plus profondes, sans perdre néanmoins son attachement aux principes de Galien. Mais Falloppe surpasse tous ses prédécesseurs, et s'est immortalisé par le nombre et l'importance de ses découvertes. Les noms de Koiter, de Gasp. Bauhin, de J. Riolan, d'Aranzi (*Arantius*), de Varole, de du Laurens, méritent aussi d'être inscrits dans les fastes anatomiques, dont une des places les plus distinguées doit être réservée à Fabrice d'Aquapendente, qui succéda dignement à son maître Falloppe, et qui ferme la série des meilleurs observateurs du seizième siècle.

Entre les mains de tant d'hommes distingués, l'Anatomie devint, en quelque sorte, une science toute nouvelle, et fit, en moins d'un siècle, plus de progrès qu'elle n'en avait faits depuis le commencement de la Médecine connue. Aucune des branches qui la composent ne resta sans éprouver des changemens avantageux : les unes reçurent des améliorations importantes, les autres furent éclairées du flambeau de quelques découvertes nouvelles. Ainsi la connaissance plus exacte de la charpente osseuse fit bannir les erreurs de Galien et réformer entièrement son ostéologie. On découvrit un grand nombre de muscles nouveaux, auxquels on imposa des noms plus ou moins convenables, et l'on rectifia la description de ceux que les anciens n'avaient étudiés que sur les animaux. L'histoire des vaisseaux sanguins prit une marche qui devait bientôt changer la face de la science. En effet, la petite circulation du sang à travers les poumons devint un nouveau point de doctrine, dont on rencontre la première trace dans le fameux *Christianismi Restitutio* de l'infortuné Servet, et dont ensuite Césalpin a donné une explication très détaillée : on a même attribué à ces deux auteurs, et particulièrement au dernier, mais à tort, la connaissance de la grande circulation. En outre, on étudia à fond le cours du sang dans le fœtus; on découvrit le canal veineux; on observa avec soin le trou oval et le canal artériel, dont Botal, déjà répréhensible pour avoir tant abusé de la saignée, eut l'impudence de s'approprier la découverte, quoique ces objets fussent déjà connus de Galien, dont les ouvrages en avaient sans doute revélé l'existence au médecin piémontais. La structure du cerveau et la distribution des nerfs dans les différentes parties du corps occupèrent aussi très fructueusement la sagacité et l'adresse des plus habiles anatomistes. Enfin la splanchnologie s'enrichit considérablement par les travaux de ces mêmes hommes : l'un (Bérenger de Carpi) découvre les cartilages aryténoïdes; l'autre (G. Bauhin) la valvule du cæcum; celui-ci (Falloppe) les tubes de la substance mamelonée des reins, le sphincter de la vessie et les vésicules séminales; ceux-là s'appliquent à décrire, avec une sévère exactitude, les organes ou viscères déjà connus, tels que les voies lacrymales, l'estomac et les intestins, le foie, le péritoine, les parties génitales des deux sexes, etc. etc.

Mais on n'avait point arraché à la nature tous ses

secrets. Un voile épais couvrait encore quelques uns de ceux qui eurent la plus puissante influence sur le perfectionnement de l'art. Il était réservé au dix-septième siècle de déchirer ce voile. Harvey, nourri, pendant plusieurs années, des leçons du célèbre Fabrice d'Aquapendente, démontre, le premier, l'existence et le mécanisme de la grande circulation, et se fait admirer de la postérité par l'excellence de cette découverte, sans contredit la plus brillante et la plus importante qui ait jamais été faite en Anatomie et en Physiologie, puisqu'elle renversa toutes les doctrines, diminua l'autorité des anciens, fit envisager sous de nouveaux rapports l'état de santé et de maladie, devint la source d'une foule d'heureuses applications thérapeutiques, et conduisit enfin aux résultats les plus utiles. Comme toutes les nouveautés, elle eut des partisans et des adversaires. Parmi les premiers, quelques hommes, poussés par un faux zèle, ne tardèrent pas à abuser de cette invention; et, voulant la faire servir immédiatement à la guérison de la plupart des maladies et spécialement à la prolongation de la vie humaine, ils s'avisèrent d'infuser des médicamens dans les veines et de transvaser, dans le corps des vieillards débiles que l'on voulait rajeunir, une certaine quantité de sang tiré de jeunes animaux vivans. Mais, loin de réussir, ces tentatives hardies et inconsidérées eurent de si fâcheux résultats, que l'autorité fut obligée d'intervenir dans cette affaire, et défendit expressément d'entreprendre de pareils essais sur qui que ce fût, excepté sur les animaux : dès lors la transfusion tomba dans un discrédit complet.

Confirmée et adoptée par la plupart des anatomistes, la découverte de la circulation, en répandant un nouveau joûr sur toutes les branches de la Médecine, rendit plus générale l'application de la Philosophie expérimentale et de la méthode d'induction que le Chancelier Bacon avait introduite avec tant de succès dans l'étude des sciences : aussi devint-elle le signal d'innombrables recherches et expériences physiques sur les vaisseaux artériels et veineux, sur le mouvement du sang dans l'adulte et le fœtus, sur les globules qui composent ce fluide, sur la force qui le pousse dans les artères, sur la structure et les fonctions du cœur et des organes pulmonaires, sur le mécanisme de la respiration, etc. etc.

On peut dire que les médecins du dix-septième siècle marchèrent de découverte en découverte. A peine celle de la circulation était-elle constatée, que le hasard met en évidence les organes qui président à l'absorption tant chyleuse que lymphatique, nouveauté moins brillante sans doute que celle d'Harvey, mais peut-être plus fertile en applications diverses, et qui, d'ailleurs, acheva la réforme que n'avait pu effectuer complétement le docteur anglais. Chose étrange! ce dernier, soit par haine nationale, soit par un sentiment de jalousie, soit pour se venger des nombreuses contradictions qu'avait essuyées sa glorieuse découverte, s'aveugle au point de nier opiniâtrément l'usage des vaisseaux lactés et du tronc commun des absorbans, organes mis en lumière, les premiers par Aselli, le second par Pecquet, et il dédaigne les heureux résultats que présente manifestement l'importante doctrine du médecin français. Jusqu'alors cependant on avait confondu, ou bien l'on n'avait pas su distinguer les vaisseaux lactés d'avec les lymphatiques. On a voulu, mais à tort, attribuer, à Thomas Bartholin, l'honneur de cette distinction, qu'Olaüs Rudbeck rendit le premier évidente : de là la dispute qui s'éleva (en 1653) entre ces deux anatomistes, sur la priorité de cette découverte. Bientôt la doctrine du système absorbant et glanduleux reçut des accroissemens successifs par les travaux de Glisson, de Wharton, de Schneider, de Sténon, de Peyer, de Nuck, de Duverney, de Clopton Havers, de Pacchioni, de Cowper, de Wirsung ; mais elle ne dut pourtant sa dernière perfection qu'à l'industrie ingénieuse et infatigable des anatomistes du dix-huitième siècle, Nouguez, Alexandre Monro, Meckel, Hunter, Hewson, Cruikshank, Sœmmering, Mascagni, Desgenettes, etc.

Les autres branches de l'Anatomie se ressentirent aussi de l'heureuse impulsion qui menait sur la voie des choses neuves. On voulut surtout connaître la structure et les fonctions du cerveau et des nerfs, et l'on peut citer à ce sujet les recherches de Willis, qui admit l'existence du fluide nerveux comme véhicule des esprits animaux, et qui attribua le premier, à chaque partie de l'encéphale, une fonction propre de l'ame; celles de Malpighi, qui appliqua à cet organe son idée de la structure glanduleuse de tous les viscères; de Ruysch et de Leeuwenhoek, qui n'y virent qu'un tissu vasculaire; de Vieussens, qui a beaucoup avancé l'anatomie du cerveau et des nerfs; enfin, l'opinion de Descartes, qui plaça le siége de l'ame dans la glande pinéale, tandis que d'autres physiologistes le fixèrent dans la pulpe cérébrale.

La théorie de la vision gagna beaucoup par les nombreuses expériences de célèbres géomètres et physiciens, tels que Képler, Descartes, Mariotte, Perrault, de la Hire, et surtout par la belle découverte de la théorie de la lumière et des couleurs, que le monde savant dut à l'immortel Newton (en 1672), et qui ouvrit à l'optique et à la physiologie de l'œil un nouvel et vaste champ de recherches. Les organes de l'ouïe furent étudiés à fond par Duverney, et ceux de la génération s'enrichirent des observations microscopiques de Malpighi, de Graef, Van-Hoorne, Swammerdam, Ruysch, etc. L'Histoire naturelle et l'Anatomie comparée, qui prêtent souvent leurs secours à la physiologie humaine, firent aussi de grands progrès, encore accélérés par l'application du microscope à la recherche de la structure déliée des parties qui entrent dans la composition des corps organisés. Enfin l'anatomie pathologique trouva un créateur dans le génie du grand Morgagni, dont le livre est pour la science médicale un monument à jamais impérissable. Telles sont quelques unes des plus intéressantes découvertes qui illustrèrent l'Anatomie pendant le dix-septième siècle et une partie du dix-huitième, jusqu'au grand Haller.

Qui ne s'attendrait à voir la Chirurgie suivre la même impulsion, faire des pas égaux à ceux des connaissances anatomiques, et avancer ainsi vers un salutaire perfectionnement? Cet art, faut-il le dire? est pourtant resté en arrière, du moins en France; et le règne brillant de Louis XIV, illustré par tant de chefs-d'œuvre dans tous les genres de connaissances humaines, a été pour la Chirurgie dégradée un vrai siècle de fer, comme l'a dit énergiquement le savant Louis. Nous ne voyons, en effet, qu'un petit nombre d'hommes recommandables soutenir avec peine l'honneur de l'art; et si nous pouvons nous enorgueillir d'avoir possédé Dionis, dont le traité d'opérations a été si long-tems classique; Mauriceau, qui a surpassé tous ses contemporains dans l'art des accouchemens, et a joui de l'estime de l'Europe entière; Saviard, dont les observations originales peuvent encore être consultées avec fruit : nos voisins trouvent à nous opposer, avec avantage, plusieurs hommes d'un très grand mérite. Ainsi l'Italie se glorifie de César Magatus, qui a amélioré la doctrine et le traitement des plaies; de Marc-Aurèle Séverin, le restaurateur de la mâle Chirurgie des Grecs; de P. de Marchettis, l'un des meilleurs auteurs d'observations chirurgicales : l'Angleterre s'honore d'avoir donné le jour à Wisemann, qu'elle regarde comme son Paré : l'Allemagne vénère encore son Fabrice de Hilden, qui a porté dans l'étude de l'art l'empreinte d'un vrai génie; son Scultet (*Schultess*), célèbre par son arsenal de Chirurgie; son Purmann, qui acquit une grande expérience dans les armées, et n'eut que le tort de vouloir accréditer la transfusion du sang, en l'essayant sur lui-même : la Hollande enfin cite avec éloge ses Solingen, ses Roonhuysen, ses Deventer, si profonds dans l'art obstétrique.

Mais revenons sur la route dont nous nous sommes un moment écartés, et présentons, en raccourci, les principales doctrines systématiques qui se sont introduites dans la Médecine moderne.

Pendant que la nature interrogée par tant d'habiles anatomistes, couronnait leurs généreux efforts, en leur révélant ses secrets les plus cachés, les lumières du dix-septième siècle faillirent être obscurcies par un reste de crédulité, de superstition et d'absurdités paracelsiques, qui avaient trouvé un asile dans le nord de l'Europe. Il semble, en effet, que les écoles chimiques du dix-septième siècle, qui eurent une si grande influence sur la Médecine, durent leur origine au spiritualisme et aux rêveries mystiques de Robert Fludd, à la poudre de sympathie du chevalier Digby, et aux écrits de Daniel Sennert, lequel, malgré des connaissances fort étendues, et tout en s'élevant contre la magie et blâmant Paracelse, ne rejette ni la transmutation des métaux, ni la palingénésie des plantes, et croit fermement à l'existence des pactes avec le diable, à l'influence des constellations sur les végétaux, etc.

Mais le véritable fondateur de l'école chimique

est le fameux Van-Helmont, né vers la fin du seizième siècle. Son système a pour base les opinions des spiritualistes, et, malgré le mépris qu'il affecte pour la personne de Paracelse, il admet son archée, qui forme un point capital dans sa théorie, mais auquel il attache des idées plus claires, dont voici en deux mots l'exposition. Quoiqu'indépendant des élémens, l'archée donne la structure à tous les corps, est le vrai fondement de la vie et de toutes les fonctions des êtres organisés; il ne fait qu'un avec l'ame, et a originairement son siége au fond de l'estomac : aussi a-t-il la plus puissante influence sur la digestion, laquelle s'opère au moyen d'une humeur acide qui, par l'ordre de l'archée, dissout les alimens. L'estomac et la rate forment un duumvirat qui est sous l'inspection de ce régent spirituel. On voit que Van-Helmont, en reconnaissant l'action énergique de l'estomac sur les autres organes voisins, et celle de la digestion sur leurs fonctions particulières et respectives, a démontré le premier le système des forces épigastriques, système présenté depuis, avec tant de méthode et de clarté, par les médecins de l'école de Montpellier. Sa Pathologie n'est pas plus exempte de spiritualisme que sa Physiologie : ainsi, la plupart des maladies proviennent d'un trouble, d'un désordre, d'une erreur, ou de l'inertie de l'archée. Quant à ses principes thérapeutiques, ils consistent à calmer cet agent universel, à réprimer sa fougue, à corriger ses écarts, ou à réveiller et exciter sa paresse, et à remettre l'ordre et la régularité dans ses mouvemens. Hématophobe prononcé, Van-Helmont s'opposa de toutes ses forces aux abus de la saignée. On ne peut lui contester le mérite d'avoir le premier distingué diverses espèces de fluides aériformes, par exemple, le gaz hydrogène, dont il connaissait la nature inflammable; le gaz acide carbonique, dont il n'ignorait pas les effets et la propriété. Il créa aussi la théorie de la fermentation; en sorte que, considéré comme chimiste, il a réellement fait plusieurs découvertes qui doivent lui concilier à jamais notre estime et notre reconnaissance. Enfin on lui a l'obligation d'avoir rendu ridicules et méprisables les rêveries astrologiques, la panacée universelle, ainsi que les erreurs et les folies de Paracelse. On regrette seulement que tout ce qu'il a de bon se trouve noyé dans un amas confus d'idées rendues en langage de charlatan, et qui, bien que marquées au coin de l'originalité, n'en sont pas moins trop hardies et trop extravagantes.

Cependant le système de Van-Helmont trouva de nombreux partisans, et se propagea avec rapidité dans la plupart des universités de l'Allemagne. Mais personne ne l'adopta avec plus de zèle et de ferveur que Sylvius de le Boë, qui, pourtant, apporta quelques modifications aux idées de son prédécesseur, et se servait exclusivement des principes chimiques pour expliquer les fonctions naturelles du corps et les altérations de la santé. Aussi, ne voyant dans la plupart des maladies qu'une surabondance d'humeur acide, il s'efforçait de détruire cette prétendue cause morbifique par les absorbans, les diaphorétiques, et par un régime entièrement échauffant. Mais ce qui vaut mieux que les hypothèses absurdes de cet homme tout paradoxal, quoique orné d'un profond savoir, c'est l'établissement d'une Clinique qu'il créa dans la fameuse école de Leyde, et qui rendra toujours le nom de Sylvius digne d'un souvenir particulier.

Malgré la haine du spirituel et satirique Gui Patin pour les chimistes de son tems, et les sarcasmes amers que sa bile leur prodigua, la Chimie s'empara tellement de la Médecine vers le milieu du dix-septième siècle, que l'on regardait la vie animale comme un pur procédé chimique, qu'on ne reconnut plus de distinction entre les corps doués d'organisation et ceux qui en sont dépourvus, et qu'enfin on traita les maladies conformément à cette opinion; ce qui, joint à la découverte de la circulation, affaiblit considérablement le respect que l'on avait jusqu'alors conservé pour l'autorité despotique de Galien. Willis, qui s'est acquis un si beau titre de gloire par ses profondes recherches et ses découvertes sur le système nerveux, suit la même route que Sylvius, et s'efforce d'expliquer chimiquement la doctrine des fièvres. Les termes relatifs à cette théorie ne sont point épargnés, et il n'est question que de fermentation, d'explosion, d'effervescence, de calcination, de coagulation du sang et des autres humeurs; on ne parle que d'esprits animaux, d'humide radical, de la prédominance des acides et des alcalis, de l'épaississement de la lymphe, etc. L'un des créateurs de la Physique expérimentale, l'illustre Robert Boyle, à qui nous devons les premières vues raisonnables sur la doctrine des élémens et des principes chimiques des corps, a payé le tribut aux préjugés de son tems, en excusant les amulettes, qui agissent, selon lui, par la forme et le volume de leurs corpuscules élémentaires. L'excellent observateur Ramazzini est lui-même atteint de la contagion qui prétend expliquer les maladies d'après la théorie chimique. La Chimiatrie gagne en France encore plus de partisans qu'en Italie, et elle se répand par toute l'Allemagne. Mais elle trouva bientôt deux adversaires qui, par leur influence, contribuèrent puissamment à sa ruine totale : l'un, Fréd. Hofmann, réfuta victorieusement les grossières erreurs qu'elle fit naître ; l'autre, H. Boerhaave, s'éleva avec force contre l'abus des explications chimiques.

Cette réforme importante fut néanmoins préparée ou favorisée par plusieurs circonstances qui changèrent totalement la théorie médicale, et substituèrent au règne de la Chimie l'empire de la Mécanique. Ces causes sont principalement la découverte de la circulation, la propagation de la Philosophie cartésienne et la Physique expérimentale de Galilée. Alors on compara le corps humain à un assemblage de machines artificielles ; on calcula ses fonctions d'après les lois de la statique et de l'hydraulique ; on considéra les parties solides comme une réunion de tuyaux inanimés, et le mélange des fluides comme le résultat du mouvement de ces tuyaux ; on regarda la Médecine comme une partie des Mathématiques appliquées ;

on oublia que le corps humain jouit de forces d'un ordre plus relevé que celles de la cohésion, de la pesanteur et de l'attraction; en un mot, les propriétés vitales furent comptées pour rien.

Mais avant l'établissement de cette école mécanique, qui eut Borelli pour premier fondateur, déjà Sanctorius avait ouvert la voie en essayant de calculer, à l'aide de ses ingénieuses expériences médico-statiques, la quantité de transpiration insensible qui s'exhale des pores de la peau dans des circonstances données, et l'influence de cette exhalation cutanée sur la santé et la maladie. On ne peut refuser à ses longues et laborieuses recherches un haut degré d'intérêt et de justes éloges, et sa patrie reconnaissante sut distinguer et honorer son mérite par l'érection d'une statue de marbre : cependant on peut lui reprocher d'avoir négligé, dans son calcul, le poids de l'exhalation pulmonaire et de la salive; d'avoir tenu peu de compte des variétés d'âge, de saisons, de climats, de tempéramens, qui devaient certainement modifier le résultat de ses expériences, et surtout de n'avoir pas assez apprécié l'influence importante de l'absorption cutanée.

Personne n'a fait une plus ample application des lois de la Mécanique à la Science de l'homme que Borelli, qui tenta de soumettre à une démonstration exacte et d'expliquer mathématiquement la théorie du mouvement musculaire, la force vitale des muscles, les sécrétions et les autres fonctions du corps. Il devint même le chef d'une école qui eut une grande vogue en Italie. Bellini, l'un de ses disciples, en adoptant les principes de son maître, a aussi recours à la théorie de la fermentation pour prouver l'essence de la fièvre. Il faut distinguer, dans Baglivi, le vague théoricien, qui erre en voulant tout expliquer d'après les lois de la Mécanique auxquelles il joint les procédés de la Chimie, d'avec le sage praticien, qui approfondit la Médecine grecque, et marche appuyé sur la doctrine d'Hippocrate. Les autres médecins italiens admettent toutes ces hypothèses, et abusent des Mathématiques au point de les faire servir à l'explication de tous les phénomènes que développent dans l'économie animale l'état de santé, celui de maladie, et même l'action particulière de certains médicamens.

En France, cette école trouva à peine quelques partisans, tant le système chimiatrique y prédominait encore; mais la réunion des Mathématiques avec la Médecine eut beaucoup de succès en Allemagne, en Hollande et en Angleterre. Ce sont des modifications particulières de cette réunion, qui nous ont valu les systèmes de H. Boerhaave et de Fréd. Hofmann, lesquels ont évidemment plusieurs points de contact. Les Anglais, principalement, s'efforcèrent d'élever la Médecine à la certitude mathématique; Keil, Jurin soumirent tout au calcul, lequel ne perdit de son importance qu'après la mort du savant Mead, c'est-à-dire au milieu du dix-huitième siècle. Il se conserva aussi en Allemagne jusqu'à la même époque, par l'autorité de Hamberger et d'autres médecins qui suivirent la même direction. Les Mathématiques ont, sans contredit, un haut degré d'utilité; mais ce n'est qu'avec une extrême réserve qu'on doit les introduire dans la Médecine, à l'avancement de laquelle elles ont, en général, plutôt nui que contribué, soit par l'abus qu'on en a fait, soit plutôt que les lois de la vie aient pour essence de se dérober absolument à toute espèce de calcul rigoureux.

Mais, renfermés dans les bornes de la partie physique de l'organisme, les médecins chimistes et mathématiciens n'avaient point tenté, comme les anciens, d'unir à leurs idées celle d'un principe immatériel qui préside aux actions de l'économie animale : on n'avait point encore démontré d'une manière déterminée l'influence de l'ame sur toutes les fonctions du corps. Cl. Perrault qui, malgré les satires de l'injuste Boileau, est réclamé tout à la fois par les sciences, par les lettres et par les beaux arts, qu'il cultiva avec un égal succès, s'appliqua le premier à établir cette démonstration dans les Essais de Physique qu'il publia en 1680. Il semble ainsi avoir ouvert la carrière à Stahl, dont le système fut préparé en outre par les dogmes philosophiques qui régnaient alors, et qui consistaient à priver la matière de toute force intrinsèquement active, et à soumettre ses mouvemens à l'empire d'un principe intelligent, d'une substance immatérielle. La doctrine de Descartes, adoptée et étendue par Malebranche; celle de Van-Helmont, qui dominait dans presque toutes les écoles de l'Allemagne, et l'autorité de Wedel qui fut le maître de

Stahl et l'un des plus zélés partisans de l'Archée : telles sont les causes qui paraissent avoir donné naissance au système dont nous allons offrir les principaux traits.

Doué d'une grande sagacité, d'un esprit observateur, et nourri de la doctrine d'Hippocrate, Stahl bannit d'abord de la médecine toutes les connaissances qui paraissent lui être étrangères, inutiles, et même nuisibles, et au nombre desquelles il compte la Physique, la Chimie et l'Anatomie transcendantes ; la première, parce qu'elle ne peut expliquer le développement des lois de l'organisme ; la seconde, parce qu'il ne se passe dans le corps vivant aucun procédé chimique : quant à la troisième, elle doit se réduire à la simple connaissance de la position des parties, de leur rapport et de l'usage auquel elles sont destinées. Sa théorie a pour base l'état inerte et passif de la matière, en sorte que tout mouvement qui se passe dans le corps organique est un acte dont la cause primordiale ou la force motrice réside dans un principe immatériel, auquel Stahl a donné le nom d'*ame*, et qui n'est autre chose que la nature des anciens. D'après sa doctrine physiologique, le mouvement qu'il appelle tonique vital occasionne toutes les congestions, les fièvres, les excrétions, les hémorragies, les spasmes. Il regarde la pléthore sanguine comme une des causes morbifiques les plus fréquentes : aussi le flux hémorroïdal lui paraît-il très avantageux à un certain âge, parce qu'il dissipe, ou soulage du moins les affections chroniques de l'abdomen ; de là le conseil qu'il donne aux médecins, d'entretenir avec soin cette salutaire évacuation de sang. L'accumulation de ce fluide dans la veine porte donne lieu à la plupart des maladies chroniques. Le principe vital, lorsqu'il est lésé, réagit contre les causes qui l'attaquent, excite des mouvemens toniques, et opère ainsi la solution du mal : c'est l'*autocratie* de la nature, ou ce naturisme dont les anciens, et particulièrement Hippocrate, nous ont dit de si bonnes choses. Les fièvres ne sont qu'un effort que fait cet agent pour paralyser et éloigner du corps l'irritant fébrile qui porte le trouble dans les parties vitales. Le devoir du médecin consiste, suivant Stahl, non dans une oisive expectation, mais dans l'observation active des effets de la nature. Pour favoriser les crises, il employait la saignée, mais avec ménagement; il administrait volontiers les évacuans, et particulièrement l'aloès, la rhubarbe et le jalap; il rejetait l'usage de l'opium, qui agit en étouffant les mouvemens vitaux. Tels sont les points les plus saillans de la doctrine de Stahl, dont les principes reçurent plus d'extension par les travaux de Carl, Alberti et Juncker, ses disciples les plus distingués. La plupart des médecins mathématiciens anglais ne tardèrent pas à admettre, avec des modifications, plusieurs des opinions métaphysiques du docteur allemand.

Vers le milieu du dix-huitième siècle, le stahlianisme gagna d'autant plus de partisans, que la doctrine de l'irritabilité, présentée par Haller, fut loin de satisfaire plusieurs têtes bien organisées. Ainsi Sauvages, dans sa Nosologie méthodique, adopte, en le raffinant, le système de Stahl : Charles Bonnet en fait autant dans ses écrits psychologiques. Bordeu modifie les idées stahliennes, étend et corrige la doctrine du solidisme, et pose les fondemens de la médecine organique, en attribuant à chaque organe une vie et une action particulières, en accordant au tissu cellulaire une force tonique propre, qui joue, selon lui, un rôle très important dans l'économie animale, en créant dans la machine une sorte de triumvirat composée du cerveau, du cœur et de l'estomac, en renouvelant les anciennes divisions perpendiculaire et transversale du corps, en partageant ce dernier en différens départemens qui sont présidés par des organes principaux ; et enfin il s'emporte vivement contre les chimistes et les physiciens, qui prétendent subordonner la Médecine aux sciences qu'ils professent. La Caze donne une autre forme à l'Archée de Van-Helmont, en plaçant dans le diaphragme et l'estomac le siége du sentiment et le principe du mouvement; il dépouille ainsi le cerveau de l'exercice des fonctions qu'on lui attribue communément, pour attacher à la région épigastrique une importance extraordinaire. Robert suit les principes des deux précédens physiologistes. Barthez, sorti de la même école, a fait une très utile application de la doctrine du principe vital; et, dans les derniers tems, M. Ern. Platner, stahlien né, pour ainsi dire, puisque son père avait été disciple de Stahl et d'Alberti, ne pouvait s'empêcher, en quelque sorte, d'embrasser le système psycologique, qu'il a toutefois modifié en y introduisant des hypothèses, les unes ingénieuses, les autres insoutenables. Voilà les hommes les plus distingués que le stahlianisme a produits. Passons maintenant à l'histoire de ses principaux adversaires.

Le plus redoutable est sans contredit Boerhaave, professeur éloquent, laborieux, d'un savoir universel, ami de la vérité qu'il rechercha sans cesse avec ardeur, chimiste et botaniste profond, le plus grand praticien de son tems, qui s'est immortalisé par les services nombreux et signalés qu'il a rendus à l'humanité et à la Médecine, en s'opposant au pernicieux système de Sylvius, en adoptant la doctrine d'Hippocrate et de Sydenham, et en conservant dans ses écrits aphoristiques d'excellens principes de Pathologie et de Thérapeutique. Ayant appris de son maître Pitcarn à connaître la valeur de la méthode mathématique, il tâcha de la faire servir à l'explication de la plupart des fonctions du corps. Son système est fondé d'une part sur les principes mécaniques, et de l'autre sur ceux des chimistes, relativement à la Pathologie des fluides. Il place le principe vital dans le mouvement. Sa fameuse théorie de l'inflammation a pour base la supposition des vaisseaux décroissans, et l'introduction de globules rouges dans les tubes lymphatiques. Il déduit le système de l'obstruction, de la conformation conique des artères et de la viscosité des fluides qui y circulent; il admet, en outre, plusieurs espèces de dégénérations acrimonieuses, qu'il regarde comme causes de plusieurs genres de maladies humorales. Il paraît avoir combiné les diverses théories, tant anciennes que modernes, pour en composer un corps complet de doctrine médicale : on observe, en effet, dans le système de Boerhaave, des traces évidentes de l'humorisme d'Hippocrate, du solidisme de Thémison, de la doctrine corpusculaire de Descartes, du mécanisme de Pitcarn et de la théorie chimique de Sylvius; en sorte qu'on pourrait justement donner à ce grand médecin le titre d'éclectique. Sa méthode curative, conforme aux principes qu'il avait posés, consistait à combattre la rigidité ou le relâchement de la fibre simple, l'excès ou le défaut du mouvement de la circulation, l'obstruction des vaisseaux et toutes les altérations acrimonieuses qu'il avait admises dans les fluides. Mais malgré les soins extrêmes que se donna l'architecte pour rendre durable le vaste édifice qu'il avait élevé à la science, ce monument est aujourd'hui écroulé, et il en reste à peine quelques fragmens isolés. Cependant Boerhaave eut le plaisir de voir sa doctrine réunir l'assentiment presque général, et l'école de Leyde jouir d'une considération et d'une renommée extraordinaires. Il eut dans Gaubius un digne successeur, et dans Van-Swiéten un commentateur qui nous a donné une compilation utile, principalement sous le rapport des conseils pratiques pour la curation de toutes les maladies.

Contemporain de Boerhaave, et tout à la fois digne rival, adversaire et collègue de l'illustre Stahl, Fréd. Hofmann, excellent praticien, bon chimiste, d'un savoir très étendu, ne voulant adopter servilement ni la médecine physique du premier, ni la théorie psycologique du dernier, a fondé une nouvelle secte non moins célèbre que les deux autres, et à laquelle on peut appliquer la dénomination de Mécanico-Dynamique, parce que cette doctrine a pour fondement, et le mécanisme des parties, et l'influence des forces substantielles. De même que Stahl prétendait trouver son système dans les écrits d'Hippocrate, de même Hofmann regarde le vieillard de Cos comme le vrai fondateur de la médecine dynamico-mécanique. Sa théorie est fondée sur un principe éthéré, ou une substance matérielle très déliée, qu'il appelle indifféremment esprit nerveux, ame sensitive, qui parcourt les nerfs et se répand dans toutes les parties du corps, et dont l'influence, en imprimant le mouvement aux solides, constitue la vie animale. Cette théorie, qui offre dans son développement une foule de contradictions évidentes, dont l'exposition détaillée nous entraînerait trop loin, a pourtant conduit son auteur à d'excellentes observations sur la liaison dynamique ou *consensus* des diverses parties du corps. En Pathologie, il admet deux sources principales de maladies, lesquelles consistent dans des vices du mouvement : celui-ci est ou trop fort ou trop faible; dans le premier cas, il y a spasmes et douleurs, dans le second atonie. On voit que, sous ce rapport, le système d'Hofmann a une grande ressemblance avec la nouvelle théorie de Brown. Plein de vénération pour les anciens, il se montre partisan des jours critiques, et il respecte, en bon observateur, les mouvemens de la nature. On lui doit l'introduction et l'application de plusieurs médicamens dont une heureuse expérience a consacré l'utilité, entre autres de la liqueur anodine qui porte son nom, et qu'il recommandait comme un excellent antispasmodique. Le camphre était un de ses remèdes favoris : il n'employait l'opium qu'avec précaution, et lui préférait sa liqueur anodine. Sa méthode curative dans les maladies aigues était fondée sur les règles thérapeutiques données par Hippocrate. Il paraît aussi ennemi des purgatifs violens, que prononcé en faveur du traitement diététique. Hofmann eut parmi les Allemands beaucoup de sectateurs, qui adoptèrent avec lui l'existence du fluide nerveux, et attribuèrent aux vices de ce fluide la plupart des maladies. Il a enrichi la science de nombreux ouvrages théoriques et pratiques, qui renferment d'excellentes vues et des connaissances profondes. Sans être aussi original que Stahl et Boerhaave, il l'emporte sur tous deux par la solidité de ses principes thérapeutiques. Peut-être sa théorie ne dut-elle l'accueil favorable qu'on lui fit, qu'à sa concordance avec le système physique de Boerhaave, qui, par le zèle ardent de ses nombreux défenseurs, obtint enfin une supériorité décidée, et se répandit dans presque toutes les universités de l'Europe, où il fut exclusivement enseigné pendant plus de la première moitié du dix-huitième siècle.

Parmi les disciples du grand Boerhaave, se distingue principalement l'illustre Haller, qui, tout en s'écartant des principes fondamentaux de son maître, s'est fait un nom qui durera autant que la science même. Sa méthode expérimentale fixa l'attention universelle, et contribua surtout au perfectionnement des connaissances anatomiques et physiologiques, en provoquant des recherches multipliées sur des points litigieux, et de longues et intéressantes discussions, toutes appuyées sur des expériences plus ou moins confirmatives ou contradictoires. A l'aide de cette méthode, qui le rendit possesseur d'une multitude d'observations fondamentales, Haller mit au jour sa célèbre théorie de l'irritabilité, qui, attaquée et défendue par ses contemporains et ses successeurs, avec des armes égales, c'est-à-dire celles de l'expérience, fut enfin renversée par les résultats lumineux et décisifs qu'obtinrent ses adversaires. Mais ce léger échec n'ôte rien à la gloire de ce grand physiologiste, qui s'est immortalisé par ses travaux infatigables et son industrieuse sagacité dans l'art expérimental, par ses observations et ses découvertes nouvelles en anatomie, par une érudition inépuisable, et par des connaissances profondes dans toutes les parties de la science médicale.

Les recherches et les expériences innombrables entreprises dans la vue de déterminer si la sensibilité est inhérente aux membranes, aux tendons, au tissu cellulaire; si les tuyaux vasculaires jouissent de l'irritabilité, etc., donnèrent naissance à la théorie nerveuse de l'école d'Edimbourg. Cullen, l'un des médecins les plus distingués de son tems, paraît être le premier qui ait établi un système particulier du solide vif sur cette théorie, dont le principe fondamental consiste en ce que tous les phénomènes de la vie, particulièrement les mouvemens des parties solides et le mélange des humeurs, sont les effets de l'influence de la force nerveuse ; d'où il résulte, que tous les objets extérieurs qui agissent sur l'organisme produisent dans les nerfs des changemens divers qui sont relatifs à l'intensité de leur action ; qu'ainsi toutes les maladies qui semblent avoir leur cause dans l'altération des humeurs, doivent réellement leur origine à la disposition morbide du système nerveux ; que tous les moyens curatifs ont une action beaucoup plus prompte sur les parties solides pourvues de la force nerveuse, que sur les fluides ; et que, par conséquent, la plupart des médicamens agissent d'abord sur l'estomac, puis sympathiquement sur toutes les parties du corps, par l'intervention de ce dernier organe. Cette nouvelle doctrine, qui a, comme on le voit, beaucoup d'analogie avec la théorie d'Hofmann, dont elle paraît n'être qu'une extension, contribua singulièrement à diriger vers le système nerveux les travaux des physiologistes et des pathologistes, et cette direction eut pour résultats des considérations nouvelles et intéressantes sur les organes du sentiment et du mouvement, des éclaircissemens sur les phénomènes de la sympathie, de nouvelles explications des causes morbifiques, la proscription des remèdes spécifiques, le choix de médicamens plus simples et d'une efficacité incontestable, enfin le renversement d'une foule d'erreurs et de préjugés qui déshonoraient l'art de guérir. Mais on peut reprocher au docteur écossais, non seulement d'avoir donné une théorie incomplète, qui n'est point susceptible d'une application assez étendue, mais encore de s'être égaré dans de vides et subtiles explications des causes prochaines des maladies, d'avoir dédaigné l'étude des sources antiques, et négligé assez souvent de mettre à profit les recherches des modernes sur tous les points de la science.

La théorie nerveuse a été accueillie avec une grande faveur en Ecosse et en Angleterre, puis s'est rapidement propagée en France, en Allemagne et en Italie, où elle compte encore beaucoup de partisans distingués.

Après avoir exposé les différens systèmes qui ont dominé tour à tour dans l'empire médical jusque vers la fin du dix-huitième siècle, rentrons dans la partie expérimentale de la science, parcourons la série des faits remarquables, des maladies nouvellement découvertes qui ont agrandi le domaine de la Pathologie; indiquons les améliorations sensibles de la Chirurgie moderne; signalons les précieuses substances exotiques récemment introduites dans la matière médicale, et faisons remarquer l'influence qu'elles ont eue sur la Médecine d'observation.

Nous avons vu combien la méthode scolastique, qui avait subjugué les sciences pendant une partie du dix-septième siècle, s'était opposée à leurs progrès, en les livrant à de vaines spéculations, en les tenant constamment éloignées de la route de l'expérience, et en n'attachant de prix qu'à l'exercice d'une stérile pénétration. Nous verrons désormais l'esprit humain rentrer dans la voie dont il n'aurait jamais dû s'écarter; voie qui n'égare jamais, qu'avaient si bien indiquée Bacon et Descartes, qui a été suivie avec tant de succès par Locke, et l'a conduit à nous dévoiler les secrets ressorts de l'entendement humain, et qui, dans ces derniers tems, a mené Condillac au développement du mécanisme de la pensée, au perfectionnement des procédés du raisonnement. Cette voie éternellement sûre de l'observation et de l'expérience, source intarissable de découvertes nouvelles, s'étend peu à peu dans la plupart des contrées de l'Europe, fait abandonner les vieilles idées spéculatives, donne le goût de la bonne Philosophie, et introduit de salutaires modifications dans les méthodes qui s'appliquent aux sciences de fait; et si elle paraît quelquefois délaissée, c'est par des hommes dont heureusement l'influence n'est point assez puissante pour entraîner dans les mêmes écarts les sages que soutient la ferme volonté d'atteindre un but louable, celui de perfectionner l'art et d'éclairer leurs semblables.

Déjà des voyages de long cours, et des séjours plus ou moins prolongés sous toutes les latitudes, avaient fourni aux médecins naturalistes des siècles modernes, de nombreuses occasions de faire une ample moisson d'observations nouvelles; de décrire des épidémies anomales; d'étudier l'histoire naturelle de maladies encore inconnues, et les différences qu'elles offrent relativement à l'influence du climat, du sol et du genre de vie; d'approfondir l'art de distinguer les affections analogues; de tenter des expériences pour constater l'efficacité de certains médicamens exotiques : enfin, l'autopsie cadavérique, associée à tant de moyens d'instruction expérimentale, vient éclairer les ravages occasionnés par les maladies familières, et contribue puissamment par là à en rendre la connaissance plus exacte.

Sydenham, dont nous n'avons tardé à citer le respectable nom, que pour le mettre à la tête des médecins hippocratiques modernes, a le grand mérite d'avoir ramené les esprits dans la route de la nature et de la vérité, et d'avoir dirigé leurs vues sur des objets utiles. Laissant de côté les hypothèses absurdes, les préjugés funestes qui régnaient de son tems, et voulant se préserver de l'erreur qui en est l'inévitable résultat, il prit le vieillard de Cos pour modèle et pour guide, et s'attacha, comme lui, à l'exacte observation des faits. Tout ce qu'il a écrit sur l'influence du climat, des saisons, des qualités de l'atmosphère, sur les symptômes et les changemens qui arrivent dans le cours des maladies les plus ordinaires comme les plus importantes, sur les différentes espèces de variole, sur le régime et le traitement qu'exige cette affection, est conforme à l'expérience, et fondé sur ses propres observations. Mais sa théorie a le défaut d'être rarement d'accord avec sa méthode curative. On peut aussi lui reprocher de n'avoir pas assez apprécié les travaux de ses prédé-

6.

cesseurs; de n'avoir pas assez généralisé ses observations et ses règles de pratique; d'avoir soutenu que les constitutions épidémiques varient essentiellement chaque année, et qu'il est impossible de suivre les procédés multipliés de la nature dans la génération des différentes maladies. Ses conseils thérapeutiques, quoique assez généralement respectés, méritent toutefois peu de faveur; car Morton, son collègue et son adversaire, a obtenu beaucoup de succès en suivant une méthode entièrement opposée à celle de Sydenham.

Si l'on ne peut parler de constitutions épidémiques, sans que les noms de ces deux observateurs anglais viennent s'y rattacher, on ne saurait non plus passer sous silence ceux de Diemerbroek, qui a fait le tableau de la terrible peste de Nimègue; de Ramazzini, qui nous a laissé d'excellentes observations d'épidémies; de Baglivi et de Lancisi, qui ont fort bien décrit les apoplexies qui régnèrent épidémiquement à Rome à différentes époques; des médecins de la Provence, qui ont été les utiles témoins de la peste de Marseille; de Samoïlowitz et de Mertens, à qui nous devons des faits authentiques et très intéressans sur le fléau pestilentiel qui dévasta Moscou; de Casimir Medicus, de Finke, de Tissot, de Stoll, pour leurs observations d'épidémies bilieuses; de Rœderer, de Wagler, de Sarcone, pour celles de fièvres muqueuses et catarrhales, et d'une foule d'autres bons observateurs qu'il serait trop long de nommer.

Plusieurs maladies, tant aigues que chroniques,

ont, par leur importance et leur nouveauté, ouvert un vaste champ à l'observation et à la sagacité des médecins modernes. Parmi les premières, on remarque principalement l'angine gangreneuse qui, observée pour la première fois dans la Castille et à Naples au commencement du dix-septième siècle, mit l'art des médecins dans un assez grand embarras, quoique Arétée en eût déjà fait mention sous le nom d'ulcère égyptien, et qui reparut, vers le milieu du dix-huitième siècle, en France, en Angleterre et en Italie ; l'angine membraneuse ou croup, qui a également régné épidémiquement dans ces trois dernières contrées, et sur laquelle la sollicitude impériale a appelé de nouvelles lumières, par l'ouverture d'un concours solennel qui vient d'avoir pour résultat le partage de la palme entre deux heureux rivaux choisis parmi une foule de concurrens de mérite ; l'éruption scarlatine, que l'on confondait autrefois avec la rougeole, d'avec laquelle elle n'a été convenablement distinguée que dans ces derniers tems ; la convulsion céréale (*raphania*), ou cette affection nerveuse analogue à la danse de Saint-Gui, et qui paraît occasionnée non seulement par un séjour dans les pays sujets à de continuelles inondations, tels que la Sologne et la Lombardie, mais encore par l'usage de mauvais grains attaqués de l'ergot et de la rouille.

Certaines maladies chroniques n'ont pas moins exercé l'esprit observateur du dernier siècle, et c'est à cet esprit que nous devons, d'une part, la connaissance de quelques unes qui ont paru nouvelles, et d'autre part une description plus exacte des anciennes. Ainsi le ramollissement des os, qui constitue le rachitis, doit tout aux travaux des modernes; car l'antiquité ne nous a rien laissé de certain à ce sujet. Le crétinisme, ce haut degré d'imbécillité liée à une difformité remarquable du crâne, et à cette tumeur du cou que l'on appelle goître, semble avoir des rapports avec la maladie précédente : reléguée dans les vallées humides et profondes du Valais, du Piémont, du pays de Salzbourg, cette infirmité endémique a été très bien observée et exactement décrite dans ces derniers tems par M. Fodéré. La lèpre tuberculeuse, ou éléphantiasis des Arabes, est devenue l'objet de nombreuses recherches et d'observations intéressantes : très commune dans les contrées situées sous les tropiques, on l'a vue régner fréquemment dans l'île de Barbade, et elle n'épargne point l'Europe, puisqu'on l'a remarquée aux environs de Marseille, à Goettingue et à Paris. Hendy place le siége de cette affection dans le système lymphatique, et la considère comme une altération morbide des glandes. Cette opinion adoptée par M. Alard, dont nous possédons depuis quelques années un excellent travail sur cette maladie, est réfutée par Rollo, et surtout par Hensler, qui a écrit sur le même sujet un ouvrage très recommandable. Les médecins italiens se sont beaucoup occupés de la pellagre ou lèpre du Milanais, maladie qui s'est montrée dans le dernier siècle aux environs de Milan, qui s'empare de la classe laborieuse, affecte le tissu cutané, ressemble à un érysipèle chronique soumis à des retours périodiques, paraît reconnaître pour cause principale l'influence des rayons solaires, et a la plus grande analogie avec l'érysipèle des Asturies ou *mal de la rose.* Cette dernière affection, particulière aux Espagnols, se rencontre dans les plus profondes vallées des environs d'Oviédo, qui sont presque continuellement couvertes d'un brouillard suffocant : Thiéry, qui l'a le premier décrite, pense que ce n'est autre chose qu'une complication de la lèpre avec le scorbut; complication qui pourrait plutôt s'appliquer à la lèpre septentrionale, que les Norwégiens appellent *radesyge*, et les Islandais *liktraa.* La maladie *krimmique*, ainsi nommée par Gmélin et Pallas, qui l'ont observée dans les environs de Cherson, d'Astracan et du Jaik, paraît être une dégénération de la lèpre crustacée et tuberculeuse. On a cru aussi retrouver celle des Hébreux sur les Albinos ou Chacrelas. Le mal rouge de Cayenne, décrit par Bajon, ressemble en beaucoup de points à la lèpre rouge des Arabes. Enfin nous devons à MM. Andry et Auvity la connoissance la plus exacte de l'endurcissement du tissu cellulaire chez les nouveaux nés, et l'indication des moyens les plus efficaces à lui opposer. Mais l'angine de la poitrine, que l'on donne pour une maladie nouvelle, n'est, suivant nous, qu'une dyspnée symptomatique; ou plutôt ce nom doit s'appliquer à une affection pathologique entièrement différente. Les névralgies de toute espèce, sans avoir été inconnues aux anciens, ont reçu dans les tems modernes une description beaucoup plus exacte et un traitement plus rationnel.

L'influence des climats sur la santé et la maladie, a été étudiée très soigneusement pendant les longs et nombreux voyages nouvellement entrepris par les Européens. On a suivi en cela le conseil d'Hippocrate qui, dans son immortel Traité de l'air, des eaux et des lieux, recommande très instamment de rechercher la différence des maladies, relativement au climat et à la manière de vivre des habitans, afin d'établir une méthode curative conforme à cette différence. Ces expéditions lointaines nous ont valu tout à la fois l'importation de nouveaux moyens thérapeutiques d'une précieuse efficacité, et une foule d'observations très intéressantes sur les maladies des gens de mer, sur celles de Saint-Domingue, de Cayenne, de la Barbade, de la Jamaïque, sur la fièvre jaune, sur l'yaws ou le pian. Il nous faudrait citer trop de noms, si nous voulions rappeler à la mémoire tous ceux des hommes qui se sont illustrés par leurs travaux sur la Médecine exotique pendant le cours du dix-huitième siècle.

On ne s'est point contenté de multiplier les observations et les expériences, on a réduit en corps de doctrine l'art d'établir et d'améliorer les unes et les autres. Deux hommes ont rempli cette tâche d'une manière très distinguée : l'un, Zimmermann, plein d'esprit et de goût, applique à la Médecine les principes de la véritable expérience, distingue avec sagacité celle-ci d'avec la fausse, dévoile le caractère des bonnes observations, fait sentir leur utilité, ainsi que les avantages d'une saine érudition : l'autre, Sennebier, expérimentateur adroit, trace des règles qui, moins applicables à la Science médicale qu'à l'étude de l'Histoire naturelle, ne sont pas moins dignes de la méditation de ceux qui veulent faire de rapides progrès dans l'art d'observer.

Enfin poussant nos recherches jusqu'à l'année 1789, époque où les Sciences, comme les Empires, éprouvèrent une secousse extraordinaire, nous voyons non seulement que notre art compte un grand nombre de médecins hippocratiques, le Roi, Geoffroy, Lorry, Le Pecq de la Clôture, Andry, Freind, Gorter, Triller, Hebenstreit, Fothergill, Pringle, Macbride, Barker, Piquer, de Haen, Grant, Pezold, Gruner, etc. etc.; mais encore qu'il s'enrichit de l'inoculation de la variole, découverte des plus importantes, qui bientôt devait être effacée par une autre plus précieuse encore; qu'il met à profit la mort même pour arriver à une connaissance plus exacte des maladies, et qu'il ajoute aux recueils des observations anatomico-pathologiques publiées par Bennet, Wepfer, Morton, Théophile Bonet et plusieurs autres, les recherches beaucoup plus profondes et plus complètes des Lancisi, des Morgagni, des Lieutand, des Haller, des Stoll, des Sandifort, des Home, des Camper; que la Séméiologie a gagné d'utiles éclaircissemens, par les observations sphygmiques de Solano de Lucques, de Nihell, de Bordeu, de Cox, de Menuret, de Fouquet, et surtout par la méthode de la percussion de la poitrine dans les maladies que l'on soupçonne y siéger, découverte due à Auenbrugger, confirmée, fécondée et singulièrement étendue entre les mains d'un des premiers médecins du siècle[1] : et ajoutons que la Nosologie a reçu des améliorations successives par les essais systématiques de Sauvages, de Linné, de Vogel, de Cullen, de Sagar, de Selle, de Vitet, qui tous devaient être surpassés par un moderne hippocratique, lequel, à l'exemple du divin Vieillard, a fait à la Médecine l'application la plus heureuse des principes d'une saine Philosophie.

Si nous pénétrons dans le sanctuaire de la Chirurgie, nous remarquons que cet art, dans lequel les Français ont surpassé tous les peuples du monde, a brillé du plus grand éclat pendant le cours du dernier siècle; et c'est presque entièrement à des hommes de notre nation qu'il doit les progrès considérables qu'il a faits, soit en signalant des maladies non décrites ou mal connues, soit en inventant des instrumens et des procédés opératoires nouveaux, soit en perfectionnant ceux qui existaient déjà, soit, enfin, en ramenant à des principes plus sûrs et plus faciles, le traitement de diverses affections chirurgicales. Ainsi, la cataracte, que les anciens regardaient comme une membrane formée par l'épaississement des parties les plus grossières de l'humeur aqueuse, a été examinée avec attention, et sa nature approfondie par les observations de Méry et de J. L. Petit, qui démontrèrent que la maladie consiste ordinairement dans l'opacité de la lentille cristalline. Nous devons à Garengeot la connaissance des hernies qui se forment à travers le trou ovalaire et l'échancrure ischiatique, hernies dont l'extrême rareté a même fait douter de leur existence. Il a aussi fixé l'attention sur celles qui surviennent par l'écartement des fibres des muscles releveurs de l'anus, par le déchirement des parois membraneuses du vagin. Jean-Louis Petit, dont le génie a tant perfectionné l'art chirurgical, a signalé et décrit avec la plus grande exactitude les tumeurs formées extérieurement par la vésicule du fiel, a su très bien les distinguer d'avec les abcès du foie, et a indiqué la méthode curative qui doit leur être appliquée. Ce grand chirurgien a le premier démontré la véritable cause de la rupture du tendon d'Achille, et a prouvé, par là, la supériorité de la puissance musculaire sur la résistance d'organes qui, comme les tendons, sont composés du tissu le plus dense et le plus solide, et il a, en outre, imaginé les moyens les plus sûrs, comme les plus simples, de remédier efficacement à cette solution de continuité.

La perfection des bandages herniaires, l'invention des sondes de gomme élastique, celle du tourniquet et des instrumens propres à la ligature des polypes, le lithotome caché du frère Côme, et sa sonde à dard, les instrumens de Daviel et de Lafaye pour l'opération de la cataracte, sont les principales acquisitions dont s'est enrichi l'arsenal de la Chirurgie.

Parmi les procédés opératoires nouveaux ou perfectionnés, on remarquera celui qui est relatif à l'ouverture du ventre dans les épanchemens de sang qui s'y forment à la suite des plaies pénétrantes; la manière d'opérer avec succès les hernies étranglées lorsque la gangrène s'est emparée de l'intestin, manière qui date seulement de cette heureuse époque où La Peyronie releva la gloire de la Chirurgie française ; la section césarienne vaginale, qui facilite la sortie d'un enfant retenu dans l'utérus par l'extrême rigidité du col de ce viscère ; l'incision des parois abdominales, pour extraire du ventre le fœtus qui y est tombé par suite d'une rupture à la matrice; l'opération de la taille, par l'appareil latéral, découverte dont on est redevable au frère Jacques de Beaulieu, et qui a été modifiée, fécondée, perfectionnée successivement par les travaux et les recherches de Chéselden, de Garengeot, de Le Dran, de Foubert, de Thomas, du frère Côme surtout, dont l'ingénieux instrument a été universellement adopté par les lithotomistes; la méthode de Daviel, de Lafaye, de Weuzel, pour faire l'extraction du cristallin devenu opaque ; l'ouverture d'une pupille artificielle, dont on attribue l'heureuse invention à l'anglais Chéselden; les procédés d'Anel, de J. L. Petit, de La Forest, pour rétablir le cours naturel des larmes, et guérir ainsi radicalement la fistule lacrymale ; le perfectionnement de l'amputation dans la continuité des membres, lequel consiste à ménager les tégumens et les chairs, pour mieux recouvrir l'extrémité du moignon, s'opposer à la saillie de l'os, et obtenir la cicatrisation de la plaie par première intention ; la séparation complète du bras d'avec l'épaule, celle même de la cuisse d'avec l'os des hanches, deux opérations des plus hardies, dont la première, en quelque sorte devenue familière dans nos armées, compte de nombreux succès, et la seconde, quoique offrant des chances moins favorables, a pourtant réussi deux ou trois fois ; le retranchement des extrémités articulaires des os longs attaquées de carie, pour conserver les membres auxquels ces os appartiennent ; enfin, le procédé imaginé par Anel pour guérir l'anévrysme, employé avec succès par Desault, et perfectionné par Jean Hunter.

La Chirurgie du dix-huitième siècle ne s'est pas moins distinguée en soumettant à un traitement plus rationnel les maladies les plus communes. Ainsi, Pibrac réforme l'abus des sutures dans les plaies; Fabre éloigne cette foule d'onguens auxquels on supposait une propriété détersive, incarnative, cicatrisante; La Martinière pose les principes sur lesquels se fonde la méthode curative des plaies d'armes à feu ; Le Roux de Dijon fait voir que les blessures vénéneuses sont des foyers d'inoculation qu'il faut détruire à l'aide du feu ou des caustiques ; Foubert perfectionne le traitement des fistules stercorales ; Bromfield renouvelle le procédé dont usait Paré pour la ligature des vaisseaux après les amputations, et qui consiste à remplacer l'aiguille, dont l'effet était fort douloureux, par la pince qui n'exerce son action que sur les vaisseaux même. Petit, Fabre, David, corrigent les anciens procédés relatifs aux maladies des os, ou leur en substituent d'autres beaucoup plus efficaces. Le savant Louis ouvre à la Chirurgie de nouvelles voies vers la perfection, soit en inventant un instrument particulier pour la taille des femmes, soit en cherchant à éviter la saillie de l'os dans l'amputation de la cuisse, soit en guérissant les fistules salivaires au moyen du rétablissement du cours de la salive par le canal même, soit en éclairant à l'aide d'un jugement sûr, d'une rare pénétration, et d'une érudition choisie, les points les plus obscurs et les plus difficiles de la Médecine légale. Puzos, Levret, Lauverjat, proposent de nouveaux moyens pour remédier aux hémorragies des femmes enceintes et accouchées, pour faciliter l'extraction des enfans dont la position est défectueuse. Les noms de Maréchal, de Quesnay, de Verdier, de Moreau, de Lecat, de Morand s'associent dignement à ceux que nous venons de citer, et tiendront toujours une place honorable dans les fastes de la Chirurgie française. L'Allemagne offre aussi quelques hommes célèbres, parmi lesquels se distinguent principalement Heister et Platner, dont les institutions chirurgicales ont eu pendant long-tems un succès mérité.

Mais arrêtons-nous un moment sur les conquêtes de la matière médicale, et faisons observer l'influence heureuse qu'eurent sur la méthode expérimentale quelques médicamens exotiques nouvellement découverts, et qui, doués de propriétés énergiques mais peu connues, imposèrent l'obligation de procéder à de nombreux essais pour constater la valeur de ces propriétés, et en faire une utile application à diverses espèces de maladies.

Commençons par le règne végétal. Introduite en Europe vers le milieu du dix-septième siècle, l'écorce du Pérou se distingue par des effets extraordinaires, se joue de toutes les théories, et opère une sorte de révolution dans les écoles de Médecine. Qui croirait qu'une substance aussi précieuse, qui a triomphé de maladies si graves et conservé tant d'individus à la vie, a éprouvé une vive opposition et fait naître une foule de débats dans l'origine de son application, et qu'il a existé des hommes assez aveuglés par d'antiques préjugés, pour vouloir rayer le quinquina de la liste des médicamens salutaires? Torti, si connu par son ouvrage classique sur le traitement des fièvres intermittentes pernicieuses, est, parmi les auteurs qui se sont occupés de ce remède, celui qui en a le mieux démontré l'indispensable nécessité dans ces fièvres, et qui a su le mieux apprécier les propriétés de cette salutaire écorce, en diriger l'administration intérieure, en déterminer les doses, ainsi que l'époque où elle doit être employée, et les circonstances qui peuvent en contre-indiquer l'usage. On ne s'est point contenté de l'appliquer aux intermittentes ataxiques : les expériences heureuses d'une foule d'excellens praticiens les portèrent à recommander le quinquina dans plusieurs autres maladies, pour lesquelles on lui a fait subir une grande quantité de préparations différentes.

L'opium du Levant n'a pas fait moins de sensation, et n'a pas provoqué de moins nombreuses expériences que l'écorce du Pérou. Aucun médecin ne l'a plus dignement loué que Sydenham, qui s'est singulièrement attaché à démontrer ses avantages, comme le prouve sa fameuse composition appelée *laudanum* liquide : saisi même d'une sorte d'enthousiasme pour cette préparation médicamenteuse et pour l'opium en général, il regarde cette substance comme le premier et presque le seul cordial qui existe dans la nature ; il lui attribue des propriétés étonnantes, merveilleuses, et il n'hésite pas d'ajouter que, privée de ce précieux secours, la Médecine marcherait d'un pas chancelant, et n'aurait qu'un faible pouvoir.

Une multitude d'autres remèdes tirés du règne végétal ont été soumis à des essais multipliés, et leur administration a été couronnée des succès les plus heureux. Nous devons à Wepfer les expériences les plus précieuses sur la manière d'agir des médicamens et des poisons : c'est un modèle à suivre en ce genre. Un des végétaux qui a eu la plus grande influence sur la Thérapeutique, c'est l'ipécacuanha : employée d'abord comme arcane dans la diarrhée et la dysenterie, cette racine, qui nous vient du Brésil, manifesta des propriétés énergiques qui la firent appliquer à d'autres maladies, et particulièrement dans les cas où il fallait provoquer le vomissement ; elle a rendu et rend chaque jour d'éminens services à notre art : aussi lui a-t-on fait subir de nombreuses préparations, toutes très efficaces ; on l'a associée à d'autres médicamens, etc. Quoique Stoerck prétende avoir retiré beaucoup d'avantages, dans plusieurs maladies chroniques, de l'administration de la cigue, regardée de tout tems comme un poison, on ne doit pas dissimuler que les nombreux essais tentés d'après les expériences de ce praticien, n'ont point donné les heureux résultats qu'il avait annoncés, dans les indurations squirreuses, les ulcères malins, cancéreux, le rachitis, les scrophules, etc. On peut en dire autant de la belladone, de la jusquiame, de l'aconit, de la digitale pourprée, toutes plantes qui réclament encore des tentatives nouvelles; mais la racine de jalap, celle du polygala de Virginie, le suc de cachou, le quassia lignea, le simarouba, la serpentaire, l'écorce de Winter, le lichen d'Islande, la mousse de Corse, l'arnica, la valériane, etc. etc. sont autant de richesses acquises à la matière médicale par les observateurs modernes. On a enfin essayé de substituer à des remèdes exotiques fort dispendieux, des productions végétales indigènes, et ces tentatives, faites par MM. Coste et Willemet, ont eu tout le succès que l'on devait attendre de l'heureuse réunion de l'esprit d'observation, du profond savoir, et de l'amour de l'humanité.

La science s'est aussi emparée des trésors du règne minéral; mais elle a été obligée de procéder à une révision sévère, et d'établir dans cette partie une salutaire réforme. Eclairée du flambeau de la Chimie, elle a d'abord abandonné ces corps inertes, insolubles, connus sous le nom de terreux ou

7.

d'absorbans; elle a banni ce luxe insignifiant et ridicule de pierres précieuses, telles que le grenat, l'hyacinthe, le saphir, l'émeraude, la sardoine; elle a mieux connu les propriétés des différens gaz; elle a appris à administrer le phosphore sans danger, et l'ammoniaque avec de grands avantages; elle s'est appropriée les diverses préparations antimoniales, pour triompher d'une foule de maux; elle a opposé avec plus ou moins de succès le mercure aux maladies syphilitiques; le zinc aux affections spasmodiques, et spécialement à l'épilepsie; l'étain au tænia; le plomb aux contusions extérieures et aux ulcérations dartreuses; le fer et ses différentes compositions à la chlorose, à l'anasarque, aux fièvres d'accès; l'aimant aux douleurs de tête et de dents, à la névralgie faciale, et à d'autres espèces de névroses; elle a même osé mettre en œuvre, mais avec circonspection, un des poisons les plus subtils, l'arsenic, et non seulement en faire l'application à l'extérieur contre les ulcères cancéreux, mais encore l'introduire dans les voies digestives pour combattre les fièvres intermittentes opiniâtres.

La matière médicale, qui puise partout les moyens d'étendre son utilité, a emprunté l'électricité à la physique. C'est vers le milieu du dix-huitième siècle que l'on commença à appliquer à la curation des maladies, le fluide électrique, soit par le bain, soit par les étincelles, soit par la commotion. Cette application ayant eu pour résultats l'accélération du pouls, l'élévation de la température du corps, l'augmentation de certaines secrétions, telles que la transpiration, l'urine, la salive, on pensa que les affections caractérisées par une débilité nerveuse ou musculaire devaient céder à un excitant aussi énergique : on électrisa, en conséquence, une foule de personnes attaquées de paralysie, d'épilepsie, de douleurs rhumatismales, de goutte, de surdité, d'aménorrhée, etc.; et, quoique les succès qui suivirent ces expériences aient été souvent incomplets et même nuls, particulièrement dans les maladies qui ont une origine ancienne, il n'en est pas moins prouvé par des observations incontestables, que l'électricité a rendu des services à l'art médical, et nous sommes portés à croire qu'elle en rendrait davantage encore si, au lieu d'être administrée par des hommes qui cultivent exclusivement la physique proprement dite, elle était dirigée par ceux que leurs profondes connaissances en physiologie et en médecine ont mis à portée de déterminer les cas où l'on pourrait s'en promettre des avantages réels, ceux où elle serait inutile et même nuisible, enfin, les circonstances qui, comme l'âge, le sexe, le tempérament, le climat, la profession, les habitudes, doivent apporter dans son emploi des modifications plus ou moins importantes. Cependant, parmi les médecins-physiciens, dont les expériences pourront être consultées avec fruit, nous citerons honorablement le nom de Mauduyt, qui a su apprécier l'électricité à sa juste valeur, et dont les procédés devraient servir de modèle pour la continuation des essais de ce genre.

Parlerons-nous du mesmérisme, espèce de jonglerie renouvelée de Paracelse, qui, au milieu d'un des siècles les plus éclairés, trouva pourtant une foule d'enthousiastes? Si cette invention du charlatanisme a parfois réussi à alléger quelques maux, on doit uniquement en rapporter le succès à la force d'une imagination disposée soit par ignorance, soit par une aveugle crédulité, à recevoir favorablement toutes les impressions qu'on veut lui communiquer.

Après avoir donné une idée succincte des divers systèmes qui ont brillé tour à tour dans l'empire médical, signalé le rétablissement de la Médecine hippocratique et l'introduction de la méthode expérimentale, indiqué les maladies nouvelles qui ont affligé l'espèce humaine, rappelé les travaux qui ont élevé la Chirurgie à une admirable et incontestable certitude, proclamé la conquête des précieuses substances qui ont augmenté les richesses de la matière médicale, et cité les hommes qui ont le plus contribué au perfectionnement de l'art; nous arrivons à cette époque fameuse où une révolution soudaine et inouie, portant le trouble et la dévastation dans la France désolée, et exterminant toutes les traces de l'organisation académique, menaça un instant les sciences d'une destruction totale. Courbée sous le joug d'une féroce oppression, et ravagée par le fer des Barbares, notre malheureuse patrie n'offre, dans ces jours de deuil et d'effroi, qu'un petit nombre d'acquisitions, et c'est sans étonnement que l'on rencontre à cette époque désastreuse quelques lacunes dans les fastes scientifiques d'une nation qui, d'ailleurs, a enfanté tous les chefs-d'œuvre dont l'esprit humain puisse se glorifier. Heureusement le feu sacré s'était entretenu dans la retraite et le silence, et on le vit, dès les premiers symptômes de la renaissance de l'ordre et de la tranquillité, se rallumer avec une nouvelle ardeur, et porter sur l'horizon des sciences la lumière la plus éclatante. Parcourons rapidement cette dernière période de notre esquisse historique, c'est-à-dire cet intervalle qui s'étend depuis le début de la Révolution Française jusqu'à l'année qui vient de commencer.

Mais jetons d'abord un coup d'œil sur les sciences que la Médecine rend fréquemment ses tributaires, et exposons brièvement les emprunts qu'elle leur a faits. Commençons par la Physique.

Nous avons déjà parlé de l'électricité, et nous n'avons point dissimulé les raisons qui peuvent déterminer à en circonscrire l'usage. Ce que nous en avons dit peut également s'appliquer au fluide magnétique, dont on a prétendu faire aussi un instrument banal de guérison. Les observations et les recherches auxquelles se sont livrés MM. Andry et Thouret, pour constater l'efficacité de ce moyen thérapeutique, doivent servir de guide et de modèle à ceux qui voudront s'adonner à ce genre d'expériences.

Mais une des branches de la Physique qui a le plus vivement piqué la curiosité, et qui a fait naître le plus de recherches et de travaux dans ces derniers tems, c'est l'électricité galvanique, découverte moderne, qui consiste dans la propriété que possèdent les nerfs et les muscles d'être excités d'une manière particulière par le contact d'un conducteur formé de métaux différens. Un heureux hasard conduisit Galvani à cette découverte, qui déjà avait été entrevue par Cotugno, et qui a rendu à jamais mémorable le nom de celui dont les expériences multipliées lui donnèrent le plus de développement, et la mirent le plus en lumière. Bientôt tous les savans de l'Europe répétèrent ces curieuses et intéressantes expériences, et l'on ne tarda pas à appliquer la théorie de l'irritation métallique aux maladies contre lesquelles avait déjà échoué l'électricité ordinaire. A l'aide de son nouvel et ingénieux appareil, le célèbre Volta a singulièrement contribué à étendre et à perfectionner la doctrine du galvanisme, et les recherches ultérieures relatives aux effets de cet appareil sur l'économie animale, tentées par MM. Aldini, de Humboldt, Hallé, Rossi, Nysten, etc., ayant offert pour résultat le développement de contractions vives, de sensations plus ou moins douloureuses de picotement et de brûlure dans les parties que leur état de maladie rendait insensibles aux étincelles et même aux commotions électriques; ce résultat donne l'espoir de trouver dans ce nouveau moyen un excitant capable de concourir avec succès au traitement des paralysies, quoique jusqu'à présent la Médecine n'en ait pas encore retiré tous les avantages qu'elle s'en promettait. L'action chimique de la pile de Volta a également provoqué une multitude d'expériences des plus intéressantes dont la relation serait déplacée ici, mais que l'on trouvera exactement consignées, réunies ou analysées dans l'estimable Histoire du Galvanisme, publiée par M. le professeur Pierre Sue.

Personne n'ignore les progrès étonnans que la Chimie doit aux travaux de l'immortel et infortuné Lavoisier; et à cette fameuse réunion des chimistes français les plus distingués qui, travaillant à anéantir les vieilles erreurs, à étendre la nouvelle doctrine par leurs talens et leurs propres découvertes, et sentant le besoin de réformer complétement le langage obscur et barbare de l'ancienne théorie, créèrent une nomenclature fondée sur les principes les plus lumineux, facilitèrent puissamment par là l'enseignement de cette science expérimentale, assurèrent ainsi la supériorité de la Chimie française, et triomphèrent de tous les efforts tentés pour la renverser. Depuis cette heureuse révolution, la Chimie, soit générale, soit particulière, soit appliquée, n'a cessé d'enrichir son domaine et d'étendre ses rapports par le nombre et l'importance de ses découvertes, parmi lesquelles nous comptons principalement l'acquisition de nouveaux élémens métalliques et terreux et de nouveaux acides, l'étude des combinaisons salines et gazeuses, celle des oxides métalliques, la connaissance exacte des produits des corps organisés, etc. etc.

La plupart de nos grands chimistes ont porté le flambeau de l'analyse sur les objets qui sont du ressort de la Physiologie et de la Médecine, et se sont appliqués à déterminer, par des expériences spéciales, la composition intime des parties solides et liquides du corps animal. Ainsi MM. Déyeux et Parmentier ont examiné avec beaucoup de soin les deux fluides les plus indispensables à la vie de l'homme : l'un, parcourant le cœur et les vaisseaux, et destiné à entretenir la force et la chaleur vitale, a été considéré dans l'état sain et dans l'état malade ; l'autre, cette précieuse liqueur, qui est le premier aliment de l'homme et des animaux pourvus de mamelles, a été apprécié dans ses différens rapports avec la Médecine et l'économie rurale. Nous possédons de bonnes analyses du sperme humain par M. Vauquelin, de la synovie et de l'humeur des vésicatoires par M. Margueron, de la salive par M. Siebold. M. Berthollet, à qui la Chimie nouvelle doit tant de travaux ingénieux, a découvert un nouvel acide animal, formé par la distillation, et qu'il a appelé acide *zoonique.*

L'illustre Fourcroy a le premier distingué avec exactitude les principes les plus généraux des substances animales solides, principes que la plupart des liquides du même règne renferment aussi, et qui sont au nombre de trois : la gélatine, qui fait la base des os, des membranes et de toutes les parties blanches ; l'albumine, qui se coagule dans l'eau bouillante et forme le blanc d'œuf ; la fibrine, qui se dépose dans le caillot du sang et constitue le tissu essentiel de la chair. Il a reconnu la conversion des corps enfouis dans la terre, en une matière grasse, semblable au blanc de baleine, et il l'a désignée par le nom particulier d'*adipocire;* de plus, la présence de la gélatine et quelquefois de la bile dans le sang; l'absence de l'acide phosphorique dans l'urine des enfans, etc. Le même chimiste a aussi déterminé, avec son fidèle et infatigable compagnon d'expériences M. Vauquelin, les élémens qui entrent dans la composition des larmes, du mucus nasal, de la salive, et ils ont découvert dans l'urine une nouvelle substance, à laquelle ils ont imposé le nom d'*urée*, qui donne à ce fluide sa couleur, son odeur, sa saveur, ses propriétés distinctives, et lui est tellement essentielle, qu'elle en forme constamment la matière la plus abondante. Ces deux savans ont poussé fort loin l'examen des calculs urinaires de l'homme et des animaux, et après avoir analysé plus de cinq cents de ces corps durs, ce grand travail les a conduits à en connaître plusieurs espèces bien distinctes, dont ils portent le nombre à quatorze ou quinze. Ils se sont livrés avec ardeur à la perquisition des moyens d'opérer la dissolution de ces substances solides dans le corps humain; mais cette partie de leurs recherches n'a pas encore eu en pratique tout le succès qu'il est permis d'en espérer.

M. Thénard a trouvé dans la bile une matière sucrée qu'il nomme *picromel*, et dans la chair un principe colorant qui donne au bouillon son goût agréable, et qu'il appelle *osmazome*. MM. Nicolas et Gueudeville ont soumis à l'analyse l'urine rendue dans la maladie qu'on nomme diabète sucré, et ont reconnu que ce fluide ainsi altéré ne contient, au lieu de ses principes ordinaires, qu'une espèce de sucre et un peu de sel marin. M. Vauquelin s'est assuré, en analysant les cheveux et les poils, que ceux qui sont noirs, ont une huile de cette couleur, que les roux en ont une rougeâtre, et les blancs une incolore. Personne n'ignore les grands services que M. Chaptal a rendus à la Chimie moderne, et les applications nombreuses et étendues qu'il en a faites aux différens arts : qui ne connaît surtout ses précieux travaux sur les matières colorantes, sur les fermentations vineuse, acéteuse, etc. etc. ?

Si nous portons notre vue sur l'Histoire naturelle des corps organisés, nous voyons d'abord, relativement à celle des plantes, que l'Anatomie et la Physiologie végétales ont été étudiées avec beaucoup d'assiduité et de patience, et ont reçu des améliorations dans leurs diverses parties par les recherches et les travaux de MM. de Jussieu, Desfontaines, Gaertner, Mirbel, Decandolle, de Beauvois, Link, Rudolphi, etc. La Botanique a été enrichie de Flores nouvelles, soit européennes, soit des contrées situées au-delà des mers : celle de la France par M. de Lamarck, qui s'est adjoint M. Decandolle pour en soigner une nouvelle édition, tient un des premiers rangs parmi les productions d'histoire naturelle végétale de la période actuelle.

Plusieurs botanistes, en se dévouant à des expéditions lointaines, ont rapporté et décrit une foule de plantes nouvelles : d'autres se sont spécialement attachés à l'étude de certaines familles de végétaux, et ont orné leurs démonstrations de toute la magnificence dont la chalcographie moderne est susceptible : ceux-ci nous ont fait connaître les richesses rassemblées dans les jardins publics ou particuliers consacrés à la science; ceux-là ont exercé leur patience à faire l'exacte énumération et à rectifier la nomenclature de cette immense quantité d'êtres, dont on connaît aujourd'hui le nombre effrayant de près de trente mille espèces. Honneur aux savans qui ont fourni de nouvelles armes à la Médecine, pour combattre efficacement les infirmités humaines; qui ont acclimaté dans nos jardins plusieurs plantes médicamenteuses anciennement connues, mais tirées autrefois à grands frais des pays étrangers ; qui ont éclairci l'histoire, jusqu'à ces derniers tems obscure, des productions végétales les plus intéressantes sous le double rapport de l'énergie de leurs propriétés et du haut degré de leur utilité journalière ; qui enfin ont laborieusement soumis tant d'êtres, plus ou moins semblables ou disparates, à un arrangement méthodique, à des distributions systématiques, dont l'heureux effet est d'éviter la confusion et de soulager la mémoire.

Depuis que Linné, Buffon, Daubenton, Pallas, ont cultivé avec de si grands succès l'histoire des animaux, ce règne, encore plus vaste que celui des plantes, a inspiré un intérêt toujours croissant, qui a fait naître dans ces derniers temps un nombre considérable de travaux neufs et féconds, relatifs les uns à la dissection d'animaux qui n'avaient point encore été soumis à un examen anatomique, les autres à de nouvelles classifications fondées sur la connaissance plus exacte des principaux organes et de leurs fonctions, d'autres à la comparaison des différentes parties et aux applications que peut en recevoir la Physiologie humaine. Ainsi les efforts de M. de Lacépède qui, en continuant les ouvrages de Buffon, s'est placé à côté de cet homme tout à la fois grand naturaliste et écrivain sublime; ceux de M. Cuvier, qui a surpassé tous ses prédécesseurs dans la carrière de l'Anatomie comparée; du jeune et infortuné Péron, dont les sciences naturelles pleurent encore la mort prématurée; de MM. de Lamarck, Geoffroy, Olivier, Latreille, Duméril, le Vaillant, Daudin, Fabricius, Blumenbach, de Humboldt, et de beaucoup d'autres savans, dont l'énumération serait trop longue ici : tant d'efforts, disons-nous, ont porté la Zoologie à un état voisin de la perfection.

L'Anatomie comparée surtout, qui a pour base fondamentale ou pour point de départ l'Anatomie humaine, et qui fait souvent avec celle-ci un heureux échange de lumières, est, en quelque sorte, une science toute nouvelle : ce vaste champ, qui avait reçu un commencement de culture par les recherches de Buffon, de Hunter, des deux Monro, de Camper, de Vicq-d'Azyr, a été rendu complétement fertile par le génie d'un Pline moderne, et nous possédons, dans les leçons de M. Cuvier sur cette matière, l'ouvrage le plus complet, le plus riche, le plus abondant en faits de détails comme en résultats généraux, en rapprochemens ingénieux comme en découvertes importantes, qui ait encore paru chez aucune nation de l'Europe, et auquel ont glorieusement participé M. le professeur Duméril et M. le docteur Duvernoy. Quelques années auparavant, le même naturaliste nous avait donné une excellente méthode pour guider nos pas dans l'immense labyrinthe du règne animal.

Telle est l'ébauche des progrès qui ont avancé les sciences accessoires à la nôtre, ébauche dont on nous pardonnera la faiblesse et l'imperfection, en considérant que d'une part notre plan nous interdit les détails, et que de l'autre part nous n'avons dû envisager ces sciences que dans leurs rapports avec la Médecine. Reprenons à présent le fil de notre esquisse historique.

Faisons d'abord remarquer qu'au commencement de la période actuelle régnaient en Pathologie deux théories opposées, l'une fondée sur l'altération du sang et des autres humeurs, l'autre sur l'influence des parties nerveuses et organiques. La première, adoptée en France et en Allemagne sous le nom de *Pathologie humorale*, se propagea par les écrits élémentaires de Gaubius, de Vogel, de Selle et de Stoll; mais elle a beaucoup perdu de sa prépondérance, quoiqu'elle compte encore maintenant un assez grand nombre d'adhérens recommandables. La seconde, nommée *Solidisme*, appuyée de la célébrité de Cullen, trouva beaucoup plus de partisans, surtout en Angleterre; et, à l'aide des modifications qu'on lui a fait subir, on peut dire qu'elle domine presque généralement aujourd'hui. Ces deux doctrines, quoique différant essentiellement sous le rapport de leur base fondamentale, s'accordent néanmoins dans des points très importans relativement à la pratique ; c'est de n'admettre que les résultats certains de l'expérience, de rejeter les recherches subtiles sur l'essence des maladies, et de s'attacher principalement à la considération et à l'examen des causes éloignées et manifestes, pour arriver à la découverte des indications curatives.

Maintenant, sur quelque partie de l'art de guérir que nous promenions nos regards, nous découvrons partout des améliorations, opérées d'un côté par le génie qui crée; de l'autre par la sagacité qui saisit habilement les rapports; ici par l'esprit d'ordre qui classe méthodiquement les objets; ailleurs par l'analyse qui n'admet que les vérités rigoureusement démontrées. Nous allons successivement passer en revue, en conservant, autant que possible, l'ordre chronologique, les différentes branches qui composent l'ensemble de notre art, et indiquer ce que chacune a principalement gagné dans le cours de ce dernier stade. Commençons par celle qui s'occupe de la connaissance des parties du corps animal et des fonctions qu'elles exercent dans l'état régulier et ordinaire.

On ne croyait pas qu'après les Winslow, les Albinus, les Sabatier, il fût possible de pousser plus loin la méthode dans la distribution et la classification des parties du corps humain, et la fidélité dans leurs descriptions; cependant l'époque actuelle s'est enrichie d'une multitude de travaux neufs et d'un intérêt majeur sur l'Anatomie et la Physiologie humaines, et l'on ne peut disconvenir que ces deux sciences ont été cultivées avec un succès remarquable et toujours croissant. M. Sœmmering a bien mérité de l'une et de l'autre, en enseignant dans un manuel excellent et assez étendu l'extrême utilité de leur réunion. Quoiqu'il n'ait point rencontré le premier cette tache jaune, qui est placée à deux lignes de l'insertion du nerf optique, puisque cette découverte remonte à l'année 1782, et a pour auteur un oculiste italien, nommé Buzzi, il a du moins donné l'éveil aux anatomistes français, qui ont fait sur le même objet des observations très intéressantes. Son ouvrage sur les embryons humains est un modèle de beauté chalcographique. L'opinion du même M. Sœmmering, suivant laquelle la substance du cœur serait privée de nerfs, nous a valu deux ans après les magnifiques planches névrologiques de M. Scarpa, à qui nous devons aussi de profondes recherches sur la structure intime des os. M. Boyer a mis au jour un traité complet d'Anatomie, qui joint la clarté à la plus grande exactitude dans les descriptions et les détails. M. Chaussier, qui le premier a essayé de réformer la nomenclature anatomique, et de faciliter l'étude par une méthode prise de la position et de l'attache des parties, a rendu un grand service à l'enseignement en publiant successivement des tableaux synoptiques, qui embrassent divers objets généraux et particuliers, tels que descriptions d'organes, explications de fonctions, nouvelles considérations séminologiques, pathologiques, etc. : il a fait sentir, par cette manière de présenter les objets, le prix de la méthode et de la précision ; il est impossible de dire autant de choses en aussi peu de mots, et de les dire mieux. On lui doit aussi une infinité d'expériences physiologiques extrêmement ingénieuses.

Réunissant les talens d'un panégyriste éloquent et d'un littérateur plein de goût à ceux d'un médecin distingué et d'un anatomiste profond, Vicq-d'Azyr s'était tracé le plus vaste plan de recherches sur l'Anatomie physiologique, et avait donné une description du cerveau beaucoup plus complète qu'aucun de ses prédécesseurs ; mais sa méthode des coupes a été remplacée avec avantage par celle des développemens, que M. Gall a adoptée et portée très loin, puisqu'elle l'a conduit à des observations nouvelles sur la structure de cet important organe. D'autres hommes se sont aussi distingués dans la carrière de l'Anatomie : citer les noms de Gavard, de Bichat, de MM. Tenon, Lauth, Duméril, Dupuytren, Roux, c'est rappeler les grands services rendus à la science anatomique.

Mais, depuis quelques années, cette première base de l'histoire de l'homme, considérée dans ses rapports avec les lésions organiques qu'engendrent les maladies, a infiniment gagné par les recherches profondes et opiniâtres de M. Baillie, qui a publié un traité presque complet sur cette matière ; de MM. Walter, père et fils, de Berlin, qui ont recueilli dans leur musée de grandes richesses en ce genre ; de M. le professeur Corvisart, le fondateur et le chef de la première école clinique en France ; de M. Leroux, qui s'est dignement associé à ses travaux ; de notre immortel Bichat, qui a donné une si grande impulsion à l'Anatomie Pathologique ; de l'infatigable M. Portal, qui nous a fait jouir des fruits de l'érudition la plus étendue, fortifiée par une longue expérience ; de M. Dupuytren, qui vient de s'asseoir avec tant d'éclat dans la chaire de l'illustre Sabatier, et de MM. les docteurs Bayle et Laennec. On voit par ce court exposé, que nous n'avons plus rien à envier à nos prédécesseurs dans cette branche intéressante de nos connaissances.

Un des plus célèbres ouvrages de Physiologie qui ait été publié dans ces tems modernes, c'est celui d'Erasme Darwin, homme d'une imagination brillante, jointe à une grande pénétration et à une expérience étendue. Sa Zoonomie embrasse non seulement la théorie des phénomènes de la vie dans les êtres organisés, mais encore celle de leurs lésions, et les moyens de ramener les fonctions à leur état naturel, en sorte que c'est la Physiologie appliquée à la Pathologie et à la Thérapeutique. Pour expliquer ses idées, très souvent originales, l'auteur s'est créé une langue particulière, et l'on s'aperçoit qu'il affectionne singulièrement certains termes, tels que ceux d'association, de concaténation, de configuration, de force sensoriale, etc., lesquels, répétés jusqu'à satiété, rendent son style obscur, diffus, et souvent d'une difficile intelligence. On peut lui reprocher aussi de n'avoir adopté aucun ordre systématique, de se laisser trop emporter par son imagination, d'établir parfois son raisonnement sur des suppositions arbitraires plutôt que sur des faits bien constatés, de reproduire et de suivre avec une sorte de prédilection certaines opinions de Brown, qui le font tomber dans les contradictions les plus évidentes. Du reste, toutes les parties de sa théorie se trouvent liées de la manière la plus ingénieuse, et renferment une multitude d'observations intéressantes, qui dédommagent un peu du dégoût et de la fatigue que font naître un néologisme outré et les éternelles répétitions des mêmes mots favoris.

La Physiologie, cette belle science qui conduit l'homme à la connaissance de lui-même, et qui, pour se perfectionner, a besoin d'emprunter sans cesse le secours de l'expérience, a paru faire en Allemagne un pas rétrograde, par l'application indiscrète de l'idéalisme critique, ou de ces subtilités sophistiques auxquelles on a donné le nom pompeux de *Philosophie de la nature* : doctrine qui, fondée sur les spéculations de la métaphysique la plus transcendante, et procédant des conceptions abstraites aux faits positifs de l'expérience, par conséquent de l'inconnu au connu, marche directement opposée à celle qui mène sur la voie des découvertes, menaça un instant d'un bouleversement funeste toutes les sciences d'observation en Allemagne. Pourquoi nos voisins n'ont-ils point suivi le bel exemple de

Cabanis, qui a solidement établi les rapports du physique et du moral de l'homme sur les connaissances physiologiques les plus précises, et qui a démontré l'influence des âges, des sexes, des tempéramens, des climats, des maladies, etc. sur la formation et le caractère de nos idées et de nos affections morales, et réciproquement l'influence générale du moral sur le physique ?

Les physiologistes français, en suivant la voie expérimentale, ne pouvaient manquer de recueillir le fruit de recherches positives, tentées avec un esprit non prévenu, dirigées avec sagacité, répétées et poursuivies avec constance. Doué d'un génie actif, avide de faits nouveaux, plein d'enthousiasme pour la science, Bichat, qui occupera toujours une place si distinguée dans les fastes de notre art, imagine les expériences les plus ingénieuses, s'y livre avec une ardeur incroyable, en tire les résultats les plus lumineux, étonne par la nouveauté de ses aperçus, porte le flambeau dans les parties les plus obscures de la physique animale, s'arrête là où il n'a plus l'observation pour guide, et faisant tourner au profit de la nature malade le produit de ses heureuses conceptions, s'acquiert une gloire qui ne périra jamais. Quoique précédé dans la carrière par l'illustre Barthèz, qui est entré si avant dans la science de l'homme; par le savant Dumas, qui, à l'aide de connaissances aussi variées que profondes, a élevé à la Physiologie un si beau monument; par l'érudit Blumenbach, qui, en réunissant la clarté à la concision, a su mettre l'étendue de ses lumières à la portée de nombreux élèves : Bichat trouve encore à moissonner dans le champ des découvertes ; et, comme s'il eût pressenti la fatale brièveté de son existence, il se hâte d'accumuler les faits, de dissiper des erreurs accréditées, d'établir à leur place des vérités nouvelles et fécondes, de combler des vides immenses ; et c'est dans l'espace de quelques années que son génie vient à bout de tant de travaux, dont la difficulté, l'importance et la variété suffiraient pour occuper la vie entière, et rendre immortel le le nom de plusieurs hommes. Des œuvres telles que le Traité des membranes, le Mémoire sur les organes symétriques, l'Anatomie générale, les Recherches physiologiques sur la vie et la mort, vivront autant que la science, qui est elle-même impérissable.

C'est aussi en suivant la route expérimentale que M. Richerand a fait dans la même carrière des pas si rapides, et s'est acquis une juste célébrité. Ses ouvrages, qui ont le rare mérite de réunir la clarté à la précision, sont devenus d'une utilité classique, et placent leur auteur à côté des grands physiologistes auxquels nous venons de rendre un faible hommage. N'oublions pas de distinguer parmi les ingénieux expérimentateurs modernes, MM. Nysten et Le Gallois : le premier a fait servir les connaissances de la Chimie à des recherches physiologiques et pathologiques, et particulièrement à la continuation de celles de Bichat sur la vie et la mort ; le second a démontré tout récemment, que les mouvemens du cœur se trouvent sous la dépendance immédiate des nerfs qui partent de la moëlle épinière.

Si nous passons à l'histoire des maladies, nous voyons que cette partie de la science a été fertile en productions originales et du premier ordre, dont les unes embrassent la culture de son ensemble, et les autres se bornent à celle de ses branches particulières.

Parmi les hommes qui se sont fait un nom durant le cours de cette période, et qui ont eu l'influence la plus extraordinaire sur la Pathologie générale et sur la Thérapeutique, il faut citer le fameux Brown, dont la doctrine a fait naître tant de débats et fait tourner tant de têtes en Angleterre, en Italie et en Allemagne; doctrine séduisante par l'apparence d'une extrême simplicité, et d'une réforme très commode pour ceux qu'effarouchent de longues et pénibles études. Lorsqu'en effet on voit toutes les maladies réduites à deux classes opposées qui sont fondées, l'une sur l'augmentation, l'autre sur la diminution de l'excitabilité, espèce d'abstraction qui comprend sous un nom commun la sensibilité et l'irritabilité; lorsque le diagnostic n'offre d'autre difficulté que celle de distinguer les affections générales d'avec les locales; que tous les principes physiologiques se bornent à un petit nombre de formules, et le système entier de la Pathologie à l'étude de quelques mois; et que ces idées innovatrices sont soutenues par une élocution facile et véhémente, quelques vues élevées, et un ton hardi et réformateur; il est difficile que les jeunes élèves, les médecins superficiels, les amateurs de la nouveauté, les têtes ardentes et exaltées, résistent à de tels prestiges, et ne se laissent point entraîner par l'appât d'une théorie qui porte avec elle tant de simplification dans la science la plus compliquée et la plus étendue. Aussi, malgré ses erreurs et ses nombreuses lacunes, cette doctrine, qui paraît d'ailleurs renouvelée de l'école méthodique fondée par Thémison, et n'est au fond qu'une modification du système écossais, reçut l'accueil le plus favorable en Italie et en Allemagne, où elle fut même adoptée avec un véritable fanatisme par MM. J. Frank, Weikard, Marcus, Thomann, Pfaff, Rœschlaub, et autres, qui la propagèrent de toute leur force, en essayant néanmoins de lui faire subir des modifications diverses. Le dernier surtout l'a considérée sous une face toute nouvelle ; et quoiqu'il ait fait preuve d'une grande pénétration et d'une dialectique pressante, on lui reprochera toujours une partialité évidente, trop de subtilité dans ses explications, et de penchant à la polémique. Mais en France, cette théorie n'a trouvé pour partisans déclarés qu'un très petit nombre d'hommes obscurs.

On a aussi essayé d'établir une nouvelle distribution des maladies sur les connaissances les plus positives de la Chimie moderne. M. Baumes, après s'être efforcé d'expliquer, par le moyen de cette dernière, les divers phénomènes de l'économie vivante, a fondé sur cette explication une classification nosologique; ouvrage plein d'érudition et d'ingénieux aperçus, mais dont malheureusement la base fondamentale manque de solidité. Il étoit difficile que l'auteur arrivât à d'heureux résultats dans une carrière où MM. Beddoes et Darwin, en Angleterre, Reil et Girtanner, en Allemagne, avoient déjà échoué, par la raison même que la Chimie des corps organisés n'a pas encore atteint le degré de perfection nécessaire pour qu'on puisse en espérer une application immédiate et détaillée. Les autres ouvrages de M. Baumes sont d'une utilité beaucoup plus réelle, plus évidente; et tout ce qu'il a écrit sur les maladies infantiles, sur le vice scrophuleux, sur la phtisie pulmonaire, décèle un observateur exact et un judicieux praticien.

Nous devons à M. K. Sprengel un excellent manuel de Pathologie, tant générale que spéciale, qui est aujourd'hui fort goûté en Allemagne; et à M. Hufeland un traité de Pathogénie, où il examine l'influence de la force vitale sur l'origine et la forme des maladies. Ce dernier se trouvant en opposition avec M. J. P. Frank, relativement à la doctrine du novateur écossais, l'Allemagne a eu pendant quelque tems les yeux fixés sur ces deux célèbres professeurs. M. Frank qui, dans son grand ouvrage, a décrit les maladies et leurs complications avec une rare exactitude, quoique d'un style faible, blâme, dans une autre production, la classification nosologique de Brown; mais il penche néanmoins du côté de sa doctrine, que M. Hufeland trouve défectueuse, non seulement sous le rapport de la division, mais encore en raison de la vacillation, de l'inexactitude, qui règnent dans le diagnostic, et de la fausse explication qu'il donne des effets du froid, de la chaleur, etc.

Pendant que l'Angleterre, l'Italie et l'Allemagne retentissaient de disputes fort vives pour ou contre le brownisme, et que cette dernière contrée se laissait en outre subjuguer par la Philosophie transcendante et inintelligible des Kant, des Fichte, des Schelling, la France attentive à ces controverses, sans y prendre une part bien active, reçut avec enthousiasme la Nosographie philosophique de M. Pinel, qui, proscrivant sévèrement toute théorie vaine, toute opinion purement hypothétique, et ne raisonnant que d'après l'analyse rigoureuse, l'observation des faits, et la marche de la nature, fit une sorte de révolution dans les écoles, inspira le goût de l'histoire naturelle et de ses méthodes appliquées à la Médecine, fonda la distribution des maladies sur leurs affinités, et sur les connaissances exactes de la structure anatomique des parties, et rendit par là à notre art et à l'instruction publique les services les plus éminens.

Outre les écrits relatifs à la Pathologie générale, la période actuelle a été enrichie d'un grand nombre de productions très intéressantes sur des points particuliers de la science : passons rapidement en revue les principales.

Lorsque certains ouvrages ont pris rang parmi les classiques, le plus bel éloge qu'on puisse en faire, c'est de rappeler leur titre. Quel médecin instruit, quel élève jaloux de le devenir, n'a pas entre les mains les considérations médico-philosophiques sur l'aliénation mentale, et le recueil d'observations cliniques sur les maladies aigues, par M. Pinel? Ne pouvons-nous pas en dire autant du traité de M. Alibert sur les fièvres intermittentes ataxiques? Nouveau Torti, il a non seulement porté dans cette matière le talent d'un scrutateur exact de la nature, mais encore donné l'histoire complète du quinquina, et célébré, comme l'illustre médecin de Modène, les précieux et étonnans effets de cette bienfaisante écorce.

M. Reil, qui s'est montré si profond observateur dans ses mémoires cliniques, n'a pas aussi bien réussi dans sa théorie des fièvres, dont la faiblesse est heureusement rachetée par des principes de pratique dignes d'éloge. La plique polonaise est devenue le sujet d'opinions contradictoires. Appuyé sur des faits positifs et sur une longue expérience, M. F. L. de La Fontaine a écrit le meilleur traité qui ait encore paru sur cette affection, et qui, pour le fond des choses, mérite sans contredit la plus grande confiance, quoique plusieurs médecins et chirurgiens très distingués des armées françaises en Pologne aient en quelque sorte voulu l'en dépouiller, et se soient crus en droit, après un examen, trop léger sans doute, de regarder comme idéale une maladie qui compte plus de trois siècles d'existence. La phtisie pulmonaire a fixé l'attention particulière de M. Portal, et plus récemment de M. Bayle : ces deux observateurs ont augmenté la somme des faits que nous possédions déjà sur cet important objet. Le premier a de plus approfondi l'histoire du rachitisme et de l'apoplexie ; et les ouvrages de tous deux se recommandent par de nombreuses recherches anatomico-pathologiques, et par d'excellentes vues pratiques.

On a essayé, dans ces derniers tems, d'appliquer la Géographie à la Médecine. Cette application, dont M. Hallé a publié de si beaux préludes dans l'Encyclopédie méthodique, a été tentée avec assez de succès par M. L. L. Fincke; et l'ouvrage du docteur allemand, malgré des fautes et des incorrections évidentes, intéresse à cause des faits multipliés qu'il renferme, et qui sont relatifs à l'influence des différens climats sur la santé de l'homme. M. Formey a donné, sous le modeste titre d'Essai, une excellente topographie médicale de Berlin.

L'heureuse découverte de la vaccine, due à l'immortel Jenner, a fait éclore une multitude d'expériences entièrement neuves, et d'observations importantes, sur la transmission et l'action des virus contagieux. Bien différente de l'inoculation de la variole, sa propagation a éprouvé à peine quelques faibles obstacles; cette nouveauté bienfaisante a parcouru avec une incroyable rapidité presque toutes les parties du globe; et ses succès non interrompus nous font présager que, dans quelques lustres, elle anéantira la petite vérole naturelle, et mettra pour jamais l'espèce humaine à l'abri de ce fléau redoutable. Personne n'ignore à combien de recherches pénibles et assidues se sont livrés les infatigables docteurs Woodwille, Pearson, Simmons, Husson, Aubert, Odier,

Decarro, Sacco, pour féconder le précieux germe du préservatif jennérien. Parmi les très nombreuses productions qui ont dû le jour à l'histoire de la nouvelle inoculation, nous distinguerons comme ouvrages les plus complets publiés en France, le rapport très détaillé du Comité Central établi à Paris pour l'examen de cette découverte, le riche et lumineux traité de M. Husson, secrétaire de ce comité, et les utiles écrits de MM. les docteurs Mongenot et Moreau.

Lorsqu'une maladie est particulière à certains climats, il faut, pour bien la connaître, l'avoir contemplée dans les régions même où elle prend naissance, et où elle paraît développer sa fureur d'une manière périodique. C'est ainsi que le docteur anglais Patrick Russel, ayant eu occasion de voir la peste à Alep, pendant le séjour de plusieurs années qu'il fit dans cette ville, a publié un traité complet sur cet affreux fléau, et sur les mesures de police qu'il convient de mettre en usage pour borner ses ravages et s'en préserver. Plus récemment encore, cette maladie désastreuse a été observée à sa source, et elle a même donné lieu à des traits d'héroïsme que l'histoire ne laissera point échapper. M. Des Genettes, dont le nom se rattache glorieusement à la mémorable expédition des Français en Egypte, a fait voir ce que peuvent la fermeté d'ame et le courage du dévouement sur des esprits abattus par la crainte de périr ailleurs qu'au champ d'honneur, victimes d'un fléau d'autant plus redoutable qu'il porte ses coups dans l'ombre. La peste se déclare; le soldat se trouble, s'effraie: il faut le rassurer. Que fera le médecin en chef? De vaines paroles suffiront-elles pour ranimer des esprits frappés d'une stupeur funeste ? Non; il n'y a qu'une action d'éclat qui soit capable de relever le moral de l'armée : non content de proscrire le vrai nom de l'épidémie dont il a reconnu le fatal caractère, l'intrépide médecin s'inocule lui-même, en présence d'une foule de malades, le venin recueilli dans un des foyers qui le recèle, se soumet au traitement qu'il fait subir à tous, reste intact au milieu de la contagion, et se montre sain et sauf aux yeux étonnés des soldats, qu'une expérience aussi éclatante rend désormais inaccessibles à la crainte du fléau destructeur. N'a-t-il pas, dans d'autres circonstances, donné des preuves de la même intrépidité ? Qui oserait, comme lui, porter sur ses lèvres la coupe empestée d'un moribond, et avaler sans horreur une partie du breuvage qu'elle contient? Certes, de pareils traits méritent une place honorable dans l'histoire de la Médecine : les Grecs les auraient consacrés par des monumens. Honneur aussi aux autres médecins de l'armée d'Egypte, qui ont imité le dévouement de leur digne chef, et nous ont rapporté de cette contrée lointaine les renseignemens les plus précieux sur la peste.

De même que ce dernier fléau, la fièvre jaune a été étudiée avec beaucoup de soin dans ces dernières années; et les nouvelles observations mises au jour par les médecins anglo-américains J. Browne, W. Currie, B. Rush, l'anglais Rob. Jackson, et les français Gilbert, Valentin, Devèze et Savarésy, ont beaucoup éclairé la Pathologie et la Thérapeutique de cette épidémie maligne, dont l'Amérique a déjà plusieurs fois communiqué la pernicieuse influence à quelques contrées de l'Europe.

Les maladies organiques du cœur et des gros vaisseaux n'avaient point encore excité une attention spéciale; et le beau travail de Senac n'avait guère avancé nos connaissances sur ces affections, que l'on était dans l'habitude de confondre avec d'autres d'un genre tout différent. Riche d'une nombreuse collection de faits, M. Corvisart a porté la lumière la plus éclatante sur ce point obscur de la science; et bientôt après, il a étendu les ressources de la Sémiotique, en appliquant à la recherche des maladies de la poitrine la méthode de la percussion, découverte par Auenbrugger; méthode dont l'auteur allemand n'avait fait qu'indiquer les avantages, et qui devint entre les mains habiles du professeur français une mine féconde, dont il sut tirer les produits les plus précieux. Ces deux ouvrages classiques du Morgagni de la France resteront comme des monumens que la solidité de leur base rend impérissables, puisqu'ils reposent sur une grande quantité de faits incontestables, devinés par la sagacité la plus rare, signalés par le tact médical le plus fin et le plus sûr, mis au jour et confirmés par l'inspection la plus attentive de la nature morte, et enfin liés entre eux par la plus saine doctrine.

Mais les acquisitions de la Pathologie spéciale ne

se bornent point là : d'autres productions de la plus haute importance sont encore venues enrichir son domaine. Le savant Lorry avait approfondi l'étude des affections cutanées, et avait paré ce sujet ingrat des trésors de son érudition, de la sagesse de ses principes et des grâces de son style. Il fallait beaucoup de courage et de force pour oser entrer en lice avec un adversaire aussi redoutable. M. Alibert n'est point arrêté par un nom aussi imposant. L'idée de faire servir l'art du dessin et l'éclat des couleurs à la représentation fidèle des maladies de la peau lui sourit ; il la saisit, la féconde habilement, et publie son magnifique ouvrage, qui se continue avec le plus grand succès, et offre dans toutes ses parties une exécution parfaite, qui nous impose l'obligation, doublement agréable, d'admirer le talent brillant de l'artiste et de rendre hommage à l'esprit observateur et au profond savoir du médecin.

M. Broussais a défriché le vaste champ des inflammations chroniques des organes pulmonaires et abdominaux, et a provoqué l'attention des hommes de l'art sur un genre de lésions qui, trop souvent méconnues ou distinguées trop tard, font le désespoir des médecins comme des malades, et moissonnent une foule d'individus, victimes, les uns, de leur indocilité aux conseils les plus salutaires, les autres, d'une dangereuse sécurité qui les empêche de réclamer à tems les secours de l'art; ceux-ci, de la violence même ou de l'étendue de leur mal ; ceux-là, de l'obscurité profonde souvent répandue sur ce genre d'affections. M. Broussais a donc rendu un éminent service à la science, en s'efforçant de combler le vide considérable qu'elle présentait sur ce point, et la manière dont il a exécuté un travail aussi hérissé de difficultés, et qui exigeait tant de patience et de recherches unies à un esprit juste et pourvu de connaissances solides, lui assure une des places les plus distinguées parmi les bons observateurs.

Cette partie si intéressante de la Pathologie, qui traite de l'histoire des signes et de leur valeur, et à laquelle le véritable médecin attache une si haute importance, a été éclairée dans la période actuelle, non seulement par les ouvrages que nous venons de citer, mais encore par les excellentes Institutions cliniques du savant professeur Hildenbrand, et par les écrits spéciaux de MM. Wichmann, Gruner, Dreyssig, Sprengel, Landré-Beauvais, Double, etc. M. Sam. Théoph. Vogel, qui s'est aussi beaucoup appliqué à l'examen des malades, a fait paraître une fort bonne instruction séméiologique pour servir à la recherche des lésions intérieures.

Entrons maintenant dans le domaine chirurgical. Malgré le trouble d'une révolution affreuse qui tendait à éteindre le flambeau des sciences, pour nous plonger dans la nuit des ténèbres, la Chirurgie, à la faveur de son indispensable utilité, échappe à la proscription générale, poursuit le cours de ses brillantes conquêtes, et s'élève à ce haut degré d'illustration où nous la voyons aujourd'hui placée.

Trop tôt enlevé à son art, qu'il cultiva avec tant

de fruit, le modeste Chopart se fait remarquer par cette solidité de jugement qui rend l'observation utile et féconde, et nous laisse, dans ses Essais sur les maladies des voies urinaires, un témoignage de ce qu'il eût pu faire, s'il eût vécu. Son digne ami, l'infatigable Desault, génie inculte, mais hardi, s'ouvre une voie toute nouvelle, donne une impulsion extraordinaire aux études chirurgicales, se livre avec le zèle le plus ardent aux pénibles fonctions de l'enseignement clinique, porte la conviction dans les esprits les plus froids par l'ascendant irrésistible d'une éloquence toute en action, et parvient, dans ces tems désastreux où le talent se voyait proscrit, entouré de dangers ou réduit au silence, à former une école fameuse, dont les nombreux élèves ont porté par toute l'Europe la gloire de la Chirurgie française.

L'art d'appliquer le feu méthodiquement réclamait des règles fixes et une doctrine qui fût en harmonie avec l'exactitude et la précision des connaissances chirurgicales modernes. Nouvel Albucasis, M. Percy a comblé cette lacune avec un succès qu'on devait naturellement attendre d'un homme qui réunit les trésors d'une profonde érudition à ceux d'une expérience consommée, acquise, comme celle de notre grand Paré, au milieu de l'agitation des camps, du tumulte des batailles, sur ce vaste champ où se développe éminemment le génie chirurgical par la nécessité où il est de prendre un parti prompt, une décision rapide, qu'un instant de retard peut rendre inutile ou funeste. Mais à quoi servirait de nous étendre sur le mérite des productions de M. Percy ? Quel chirurgien ne les a point méditées ? Et combien leur prix n'est-il pas encore rehaussé par les longs et importans services de leur auteur dans les armées, et par les succès éclatans qu'il y a obtenus ? Qui ignore son dévoûment pour le soldat, la gloire qu'il a fait rejaillir sur les nombreux compagnons de ses travaux, et combien d'excellens sujets se sont formés à son école active ?

Ses deux estimables collègues, MM. Heurteloup et Larrey se sont fait aussi un nom très honorable dans la Chirurgie militaire.

Pourquoi faut-il qu'une société d'hommes zélés, réunis dans la vue d'être utiles, de soutenir l'honneur de l'art, de se communiquer leurs lumières, et de joindre leurs efforts pour élever à la science un monument digne d'elle; pourquoi faut-il qu'une telle société ait à peine commencé ses travaux, et se voie privée tout à coup d'un de ses membres les plus recommandables? La mort vient de frapper impitoyablement et de nous ravir notre digne collaborateur, M. Heurteloup, baron de l'Empire, inspecteur général du service de santé des armées, chirurgien consultant de l'Empereur, officier de la légion d'honneur, membre de plusieurs sociétés savantes. Les articles intéressans qu'il a fournis pour les premiers volumes du Dictionaire des Sciences médicales feront toujours regretter qu'il n'ait pu enrichir de son travail le reste de l'ouvrage, dont il eût contribué sans doute à assurer la fortune. On sait que nous devons à son expérience des vues nouvelles sur le tétanos traumatique, et à ses loisirs la traduction de l'ouvrage de Giannini sur les fièvres, et celle du Rapport de la commission médico-chirurgicale instituée à Milan pour la propagation de la vaccine.

La Relation chirurgicale de l'armée d'Orient, par M. Larrey, mérite une distinction particulière, pour le nombre des faits curieux et choisis qu'elle renferme, pour les méthodes curatives tentées avec hardiesse et terminées avec bonheur, pour les observations relatives à plusieurs maladies importantes, telles que l'ophtalmie d'Egypte, la peste, le tétanos, le scorbut, le sarcocèle, la lèpre, etc. et pour les remarques sur la constitution physique des Egyptiens, leurs habitudes et la nature de leur climat.

De même que la Médecine proprement dite, la Chirurgie a certaines parties, certaines branches dont l'étendue considérable exige qu'on leur consacre des recherches spéciales, et qu'embrassant les meilleurs travaux épars, disséminés, les coordonnant et les liant par un enchaînement judicieux, on en compose des monographies complètes, qui deviennent pour le théoricien, comme pour le praticien et l'érudit, des sources abondantes de connaissances solides. C'est ainsi que M. Deschamps, en réunissant dans un Traité historique et dogmatique de l'opération de la taille, tout ce qui concerne cet important sujet, ne laisse rien à faire à ses successeurs. Personne n'ignore avec quel succès M. Scarpa s'est aussi exercé dans le genre monographique, et combien la Chirurgie s'est enrichie des travaux précieux de cet homme illustre et infatigable, dont les ouvrages classiques sur les maladies des yeux, sur les hernies et sur l'anévrysme, traduits dans la plupart des langues de l'Europe, sont entre les mains de tous les chirurgiens jaloux d'exercer leur art avec distinction. Nous devons à M. Saucerotte des mélanges de Chirurgie, qui renferment non seulement les mémoires et les dissertations qui ont valu à leur savant auteur des palmes méritées dans différens concours académiques, mais encore un grand nombre d'observations qui intéressent spécialement la pratique chirurgicale.

Cependant un nouveau traité d'opérations était devenu indispensable; les progrès et l'état actuel de l'art rendaient insuffisans les ouvrages d'ailleurs surannés de Dionis, de Garengeot, de Bertrandi, de Leblanc. Lassus se charge de cette tâche difficile et épineuse, en formant le généreux desir que son travail, frappé d'une vieillesse prématurée, devienne la preuve irréfragable de l'avancement rapide de cette partie de la science. Son vœu, puisqu'il faut dire la vérité, n'a pas tardé à être accompli. Sabatier, dont nous déplorons encore la perte récente, et que vient de louer avec tant d'éloquence la plume élégante et facile de M. Percy, Sabatier rassemblait depuis long-tems, dans le silence, les innombrables matériaux que lui avaient fournis et sa longue expérience et celle des meilleurs auteurs, que sa profonde érudition avait laborieusement compulsés, extraits, analysés. La Médecine opératoire paraît, se concilie bientôt le suffrage unanime des savans, et se recommande à la confiance générale des praticiens, par des préceptes judicieux et raisonnés, par un ordre et une méthode admirables, et par cette érudition solide et choisie, qui dispense, jusqu'à un certain point, de remonter à des sources d'un abord souvent pénible et repoussant : cet ouvrage, en un mot, est un beau monument élevé à la Chirurgie, et tous les hommes qui, dans la suite, voudront parcourir la même carrière, viendront y puiser d'excellens principes, et s'y nourrir d'une instruction abondante et variée.

Depuis long-tems le livre de Petit, sur les maladies des os, devenu un guide insuffisant ou peu sûr, réclamait une refonte, ou plutôt demandait à être remplacé par un nouveau Traité, que rendaient absolument nécessaire les connaissances et les observations modernes relatives à cette partie de la Pathologie chirurgicale. M. Boyer, en choisissant M. Richerand pour l'interprète de ses excellentes leçons, a rempli ce vide de la science.

Nous manquions aussi d'un corps complet de doctrine qui, développant les préceptes généraux de l'art, nous fît connaître en même tems les acquisitions nouvelles qui en avaient enrichi les différentes branches ; car Hévin était tombé en désuétude, et Benjamin Bell, malgré l'étendue de ses travaux, ne paraissait pas assez substantiel. Lassus se présente encore dans la carrière, et cette fois, moins malheureux que la première, son ouvrage, malgré quelques opinions bizarres et facilement contestables, et des défauts inséparables d'une composition de longue haleine, obtient un succès qui le place parmi les bons livres élémentaires. Mais on a le droit de reprocher à l'auteur d'avoir laissé subsister l'ancienne distribution des maladies, sous prétexte que les réformes du langage multiplient les difficultés, sans rendre l'instruction plus solide. Nous croyons au contraire qu'une langue heureusement réformée est un sûr moyen de hâter le progrès des connaissances humaines; que, par exemple, de deux sciences, dont l'une a sa langue bien faite, et l'autre a la sienne vicieuse, la première s'avancera à grands pas vers la perfection, tandis que la seconde, occupée sans cesse à corriger le mauvais système des signes dont elle se sert, doit se traîner long-tems dans un cercle de notions imparfaites, de préjugés et d'erreurs.

Suivant une marche plus naturelle et plus philosophique, M. Richerand a senti que le tems était venu de s'écarter de l'ancienne routine, d'abandonner les distributions arbitraires, et de faire jouir enfin la Chirurgie des heureux changemens qui, depuis plusieurs années, s'étaient introduits dans l'histoire des fonctions du corps humain, et dans la classification des maladies qui sont du domaine de la Médecine. Callisen avait déjà frayé la route, et osant le premier secouer le joug du pentateuque scolastique, il avait remplacé cette distribution surannée par une autre, en apparence plus naturelle, mais néanmoins défectueuse sous plusieurs rapports. M. Richerand, en établissant un ordre systématique régulier, qui comprend dans huit grandes classes les lésions qui affectent, soit tous les systèmes organiques indifféremment, soit spécialement les appareils sensitif, locomoteur, digestif, circulatoire, respiratoire, cellulaire et reproducteur, l'emporte incontestablement sur le chirurgien danois: et, en réunissant dans chaque classe les affections analogues, ou qui présentent le plus d'affinités et se touchent par des points de contact immédiat, il a fait sentir les avantages d'une bonne méthode, et a beaucoup simplifié et éclairé la Nosographie chirurgicale. Ce n'est pas seulement par des considérations générales, des vues grandes et nouvelles que se distingue cette production; les objets de détail y sont aussi traités avec un soin particulier; l'histoire des maladies chirurgicales y est exposée avec beaucoup d'exactitude, de fidélité et de précision, et leur traitement a pour base l'observation des faits: partout l'exemple appuie le précepte, et l'expérience confirme le jugement.

Le tribut que M. Pelletan vient de payer à l'art qu'il professe depuis tant d'années avec des succès si connus, ce tribut, quoiqu'un peu tardif, n'en est que plus remarquable : ce sont les fruits mûrs d'une longue pratique. Sa Clinique chirurgicale embrasse une série de mémoires, d'observations, de faits variés, tous puisés dans son expérience personnelle. Ainsi, il détermine les cas où la bronchotomie peut être utile, et la manière dont on doit procéder à cette opération. Il prouve les avantages de la méthode de Valsalva contre les anévrysmes que l'instrument ne peut atteindre, et il a le premier, en France, démontré le succès de l'opération, lorsque cette maladie grave s'est emparée de l'artère poplitée. Il trace les règles à suivre dans les cas d'épanchemens sanguins, donne des considérations générales sur les hémorragies, s'étend assez longuement sur les moyens chirurgicaux propres à les arrêter et à les prévenir, et fait sentir les avantages de la compression employée à propos, et surtout ceux de la ligature immédiate des vaisseaux, toutes les fois qu'elle est praticable. Il rapporte un grand nombre de faits qui concernent les hernies étranglées, soit qu'elles n'aient point été soumises à l'opération, soit qu'elles l'aient subie avec succès, soit que des accidens graves, des circonstances anomales, ou le retard apporté au débridement de l'anneau inguinal les aient rendues funestes. Il passe rapidement en revue les cas qui exigent l'amputation des membres, et, après avoir indiqué les divers procédés opératoires, il accorde la préférence à celui de Louis sur les autres. Dans son Mémoire sur les épanchemens qui ont leur siége dans la poitrine, il conseille une extrême réserve relativement à l'opération de l'empyème, qu'il juge inutile et même dangereuse lorsque les fluides sont de nature sanguine, lymphatique ou séreuse, et qu'il restreint à certains épanchemens de matière purulente. Il rappelle les occasions qu'ils a eues d'éclairer la justice et l'autorité sur des points très délicats de Médecine légale. Enfin, il étend ses considérations et ses remarques sur plusieurs autres sujets non moins utiles, et l'on peut dire que le recueil de M. Pelletan est indispensable à ceux qu'anime le desir de se distinguer dans la pratique chirurgicale.

Si la Chirurgie jouit constamment en France de cette prééminence qu'aucun peuple ne peut lui contester, nos voisins ont possédé et possèdent encore des hommes qui soutiennent et étendent dans leurs pays l'honneur de l'art. Qui ne sait que l'Angleterre a ses Bell (Benjamin et Jean), son Cline, son Astley Cooper; l'Italie, son Scarpa, son Flajani; l'Allemagne, son Richter, son Siebold, son Mursinna, son Weidmann? Qui ignore que Brambilla brillait naguères en Autriche; Callisen en Danemarck; Acrell en Suède; Theden et Bilguer en Prusse? Et si l'espace ne nous manquait, ne nous serait-il pas facile d'ajouter à ces noms justement célèbres ceux de beaucoup d'autres chirurgiens étrangers qui se sont rendus recommandables par des travaux utiles ?

L'art des Accouchemens semblait être arrivé à sa perfection, et l'on ne croyait pas qu'après les La Motte, les Rœderer, les Smellie, les Puzos, les Levret, il fût possible d'ajouter aux connaissances acquises sur ce sujet; Baudelocque a prouvé qu'on pouvait aller plus loin, et personne ne lui contestera le titre de premier accoucheur de son siècle. Cependant l'Allemagne a perdu il y a quelques années, dans le professeur Stein, un homme très célèbre, dont les excellens ouvrages ont eu, comme ceux de Baudelocque, de nombreuses réimpressions, et sont connus de l'Europe par des traductions dans toutes les langues. Un livre également classique, c'est l'Histoire littéraire et critique des forceps et des leviers, mise au jour par M. Mulder. Nous devons à MM. Gardien et Capuron, en France, et à MM. Osiander, Froriep, Martens, Siebold, en Allemagne, des manuels très propres à servir de guides à ceux qui veulent parcourir la carrière obstétrique.

Passons aux autres branches de la science. Depuis long-tems surchargée d'un amas confus de substances incohérentes, la Matière médicale avait besoin d'être épurée au creuset de l'observation et d'expériences décisives. Déjà plusieurs médecins, exempts de préjugés, avaient dirigé leurs travaux vers ce but utile; et, avant l'époque actuelle, Geoffroy, Neumann, Cartheuser, Vogel, Spielmann, Venel, Desbois de Rochefort, Cullen, en s'efforçant de mieux apprécier les propriétés et la manière d'agir de beaucoup de substances médicamenteuses, avaient pu déterminer l'incontestable utilité des unes, motiver l'exclusion de quelques autres, et faire sentir la nécessité d'apporter des restrictions dans l'emploi de plusieurs: mais ils n'avaient osé opérer cette salutaire réforme, dont ils sentaient pourtant le besoin, et qui devait porter sur les mots comme sur les choses. C'était surtout un langage arbitraire, inexact et gothique qu'il fallait corriger, et à des expressions vides de sens substituer des termes plus conformes à l'état de perfectionnement où étaient arrivées les sciences naturelles. Quoique Fourcroy, en publiant d'excellentes vues sur l'art de connaître et d'employer les médicamens, eût en quelque sorte préparé cette réforme; cependant Peyrilhe, malgré des intentions pures et un profond savoir, était encore resté fidèle aux anciens principes : plusieurs médecins allemands, de leur côté, s'étaient efforcés d'accommoder la Matière médicale et la Thérapeutique à la doctrine de Brown, et de réduire, comme les anciens méthodiques, à deux classes seulement, toutes les substances médicamenteuses, dont les unes devaient jouir de la propriété stimulante, et les autres, au contraire, réprimer l'excès de l'incitabilité. Il fallait que la connaissance plus exacte des lois qui régissent l'économie vivante, et les immenses progrès de la Chimie et de la Botanique, vinssent, pour ainsi dire, nétoyer cette étable d'Augias, la débarrasser d'une foule de matériaux d'une valeur faible ou illusoire, et éclairer cette partie obscure de la science, ou plutôt lui donner une forme nouvelle : il fallait surtout y introduire une indispensable simplification dans la composition et la préparation de beaucoup de médicamens, dépouiller nos formules d'un luxe ridicule, et les ramener à une simplicité beaucoup plus efficace. Quoiqu'aujourd'hui cette branche ait encore bien des superfluités à élaguer, bien des acquisitions à faire, bien des vérifications à établir, on doit avouer toutefois qu'elle est sur la voie du perfectionnement, où l'ont principalement conduite les thérapeutistes français.

Personne n'ignore que de toutes les parties de la

Médecine, il n'en est point qui exige plus que celle-ci des essais répétés, des expériences confirmatives. La période actuelle a vu naître une grande quantité de tentatives qui ont conduit à des résultats heureux. Ainsi l'extrait de belladone, en paralysant instantanément l'iris, a rendu plus facile et plus sûre l'opération de la cataracte : on a employé avec succès le tabac, le camphre, la pommade oxigénée contre les affections psoriques, le charbon contre les ulcères fétides, la gélatine contre les fièvres intermittentes simples, l'éther contre le tænia, la pensée contre la croûte laiteuse, le sulfure de potasse contre le croup. Les procédés sévères de la Chimie sont parvenus à imiter la nature, et nous ont valu la conquête précieuse des eaux minérales artificielles, dont l'administration est alors indépendante des saisons, et qui épargnent aux malades de longs et pénibles voyages. Mais le *Perkinisme*, cette charlatanerie d'un nouveau genre, qui heureusement a trouvé son tombeau presqu'immédiatement après sa naissance, et qui par conséquent n'a pas eu le tems de faire beaucoup de dupes, doit être relégué avec le Mesmérisme, dont les promesses, aussi artificieuses que chimériques, ont exalté tant d'imaginations, et fasciné les yeux de tant de personnes ignorantes ou crédules.

Le prix élevé du quinquina, sa rareté, la difficulté de s'en procurer en quantité suffisante, ont fait entreprendre une suite de recherches sur toutes sortes de substances indigènes, dans la vue de remplacer ce fébrifuge exotique. De ces recherches, tentées en grand dans les principaux hôpitaux de la capitale, il résulte que les écorces de maronnier, de saule, de frêne, de cerisier, les feuilles de houx, les fleurs de camomille, les sommités de la petite centaurée, combattent avec avantage les fièvres intermittentes bénignes, les tierces simples vernales, mais sont inefficaces dans les pernicieuses ou ataxiques, qui réclament impérieusement la puissante énergie de l'écorce péruvienne.

Toutes ces expériences, ces améliorations, et beaucoup d'autres que nous passons sous silence, se trouvent consignées dans les ouvrages modernes de Thérapeutique et de Matière médicale. M. Alibert, qui sait porter la lumière sur tous les objets qu'il entreprend d'éclairer, a rendu un grand service à cette branche de la science par la publication d'un traité complet, où il a mis en œuvre les découvertes et les acquisitions les plus récentes. En prenant pour base de sa distribution des substances médicamenteuses le système organique sur lequel chacune de ces substances exerce son action principale, cette méthode l'a conduit à faire précéder l'histoire de leurs propriétés, par des considérations physiologiques et pathologiques extrêmemement intéressantes sous le rapport de leur liaison avec le traitement et la cure des maladies : médecin d'un grand hôpital, il a eu l'avantage de pouvoir soumettre à des expériences nouvelles et multipliées les médicamens peu ou mal connus, et apprécier à leur juste valeur ceux dont la prévention avait exagéré les vertus. D'autres productions très importantes ont eu aussi pour but de régénérer cette partie de l'art. Schwilgué, dont nous sentons encore la perte prématurée, s'est placé au rang d'un des meilleurs auteurs de Matière médicale: son livre n'a que le défaut d'un inutile néologisme. M. Barbier a présenté les idées les plus saines et les plus lumineuses sur les principes généraux de la Pharmacologie, et s'est fait beaucoup d'honneur par un autre écrit plus récent concernant l'application de l'Hygiène à la Thérapeutique. L'ouvrage de M. Swédiaur, sans contenir beaucoup de choses originales, sera toujours consulté avec fruit, et il a le mérite d'être écrit dans la langue des savans. Tout le monde a entre les mains l'utile Pharmacopée de M. Parmentier.

Nos voisins se sont aussi livrés à des tentatives expérimentales. Nous devons à MM. Chiarenti, Brera, Ballerini, les premiers essais qui aient été entrepris pour introduire par la peau les médicamens dont l'estomac et les autres voies digestives ne peuvent supporter l'énergique action : essais dont les résultats ont été confirmés par les expériences analogues de MM. Pinel et Alibert, qui sont parvenus à calmer des affections spasmodiques avec l'opium en friction, à arrêter des accès de fièvres intermittentes avec le quinquina employé de la même manière, à obtenir des effets purgatifs avec la scammonée et la rhubarbe données en onctions, à provoquer un flux abondant d'urine avec la scille administrée par la voie de l'absorption cutanée, etc. M. Chrestien a aussi répété les mêmes expériences, et en a offert les résultats dans un ouvrage spécialement consacré à l'exposition de la méthode iatraliptique. M. Carminati a réuni dans un même Traité l'Hygiène, la Thérapeutique et la Matière médicale; peut-être a-t-il encouru le reproche d'avoir fait à la Chimie une part un peu trop grande. Qui ne connaît le bel ouvrage de Murray, assez faiblement continué par M. J. F. Gmelin? La meilleure Matière médicale qui ait été publiée en Allemagne, c'est celle de M. Arnemann, qui se distingue par d'excellens principes, une ordonnance lumineuse, une érudition choisie, et une doctrine fondée sur l'expérience.

L'Hygiène n'est point restée stationnaire. Cet art, sur lequel les anciens ont poussé si loin leurs observations, et qui, comme l'a dit un savant de nos jours, met à contribution toutes les connaissances de la Médecine pour enseigner aux hommes les moyens de se passer des médecins, a suivi les destinées des autres parties de la science. Déjà beaucoup d'hommes distingués avaient approfondi l'étude de ses différentes branches : Lommius, Sanctorius, Lorry, s'étaient exercés sur les alimens; Ramazzini, Tissot, sur l'hygiène des individus soumis à l'influence de professions particulières; Pringle, Colombier, s'étaient occupés de la santé des militaires; Lind, Cook, Poissonnier, de celle des marins; Hillary, Dazile, de celle des colons, etc. etc. Geoffroy avait emprunté le pinceau de la poésie, pour faire passer plus agréablement les arides préceptes relatifs à la conservation des fonctions dans leur état d'intégrité.

Mais dans ces dernières années, l'Hygiène mettant à profit les découvertes nouvelles qui ont enrichi la Physique, la Chimie, l'Histoire naturelle et la Médecine, a acquis des améliorations que tout le monde peut connaître et vérifier, puisqu'elles portent sur les objets les plus ordinaires de la vie, tels que les alimens et leur préparation, les boissons, les habitations, les vêtemens, les professions, les habitudes, la manière de vivre, les mœurs, les institutions publiques et particulières, etc. Il serait difficile de passer en revue toutes ces améliorations, tant elles sont multipliées. Contentons-nous de signaler les productions principales où elles peuvent être déposées. M. Guyton de Morveau mérite toute notre reconnaissance, pour avoir trouvé le premier, dans l'acide muriatique oxigéné, le moyen d'anéantir avec certitude les propriétés funestes des atmosphères viciées, de prévenir par là le développement des fléaux contagieux, et d'arrêter leurs ravages parmi les grandes réunions d'hommes dans les hôpitaux, les vaisseaux, les prisons. La méthode curative que M. Portal conseille d'appliquer aux personnes asphyxiées par diverses causes, a reçu depuis long-tems l'approbation universelle. L'immense et beau travail de M. Tenon sur les hôpitaux, et ses vues philantropiques sur ces asiles du malheur, ont singulièrement contribué à y introduire l'état d'amélioration qu'ils présentent aujourd'hui. La Macrobiotique de M. Hufeland, ou l'Art de prolonger la vie humaine, est une belle composition, où pourtant l'on cherche en vain des vérités nouvelles. Les élémens d'Hygiène de Tourtelle, sans contenir rien d'original, décèlent un bon observateur et un médecin hippocratique. M. Marcard, en traitant *ex professo*, de la nature et de l'usage des bains, a approfondi un sujet hygiénique très important. Le grand Code de la santé et de la longévité du chevalier John Sinclair se distingue par des aperçus ingénieux. Mais aucun travail ne peut soutenir le parallèle avec celui dont M. Hallé a donné de si beaux fragmens dans l'Encyclopédie méthodique, et qu'il développe avec tant de succès dans ses cours publics. Quoique ce savant n'ait point encore jugé à propos de mettre au jour le fruit entier de ses veilles, on peut dire que son excellente doctrine est généralement connue, et que, adoptée et propagée par ses nombreux disciples, elle a fait éclore plusieurs dissertations très intéressantes.

L'éducation physique des enfans, que la vive sollicitude et la plume éloquente de Jean-Jacques Rousseau a débarrassée de préjugés si enracinés et si pernicieux, a fixé l'attention de plusieurs médecins philantropes, qui ont consacré une partie de leur vie à répandre les principes d'une saine réforme sur une matière qui importe tant à la population. La mémoire de Désessarts est encore chère aux mères tendres et reconnaissantes, qui néanmoins trouvent un motif de consolation dans les sages conseils de MM. Alphonse Le Roy et Saucerotte.

La Médecine légale, cette partie de notre art qui se lie à l'ordre public, qui prête fréquemment ses lumières à la justice pour guider sa marche par fois incertaine ; et qui fait entendre ses oracles jusque dans l'enceinte des tribunaux, s'est élevée au niveau des connaissances actuelles. Tirée en quelque sorte du chaos, et éclairée successivement par les travaux et la sagacité des modernes, tels que Fortunatus Fidelis, P. Zacchias, P. Ammann, Mich. Bern. Valentin, Teichmeyer, A. Ott. Goelicke, Mich. Alberti, Devaux, Haller, Baumer, J. E. Hebenstreit, La Fosse, Louis, elle a encore été perfectionnée par les médecins et les chirurgiens de ces derniers tems, et elle a atteint aujourd'hui ce degré de précision qui donne à ses recherches et à ses jugemens toute la certitude qu'exigent les matières délicates et importantes qui lui sont soumises. Mais elle a dû faire concourir à la clarté et à la justesse de ses décisions les différentes autres branches de la science. Ainsi, appuyée sur le perfectionnement de la Chirurgie, elle a su mieux déterminer la léthalité des blessures : la Chimie et l'Anatomie pathologique ont uni leurs efforts pour lui signaler la présence des substances vénéneuses dans le corps humain, et leurs pernicieux ravages sur les organes où elles ont été appliquées : elle a emprunté les secours de la Sémiotique, pour reconnaître les maladies célées, et distinguer les affections simulées ou prétextées d'avec celles qui sont réelles : l'art obstétrique lui a prêté ses lumières pour s'assurer de l'existence de la grossesse, des effets de la stupration, de l'avortement forcé, etc. : elle a accumulé toutes les connaissances médicinales pour prononcer sur les cas les plus difficiles et les plus épineux, tels que l'infanticide, le suicide, et autres funestes attentats contre le corps social; et c'est ainsi qu'en éclairant la justice sur les points qui intéressent la vie et l'honneur des individus, elle s'est associée aux fonctions sacrées de Thémis, et proclame avec elle le triomphe de l'innocence et la punition du crime.

L'époque actuelle n'a point été stérile en productions relatives à la jurisprudence et à la police médicales. Parmi les Français, M. Fodéré a acquis des droits à notre reconnaissance, pour avoir publié le le premier un traité complet de médecine légale, et avoir fait preuve d'une grande sagacité dans l'examen des sujets les moins clairs et de l'abord le plus difficile. Nous devons au sage Mahon un ouvrage non moins étendu, qui réunit à des connaissances solides et variées, et à un esprit pénétrant, la logique la plus sûre, les sentimens les plus droits, l'amour de la justice. Le Manuel de M. Belloc, sans contenir rien de neuf, peut être consulté avec fruit par les hommes de l'art spécialement chargés de faire des rapports en justice. Les Consultations médico-légales, que vient de publier M. Chaussier, indiquent les moyens de reconnaître et de constater la présence du sublimé corrosif (muriate de mercure suroxidé) dans les voies alimentaires. Nos érudits voisins, les Allemands, sont beaucoup plus riches que nous en écrits de jurisprudence médicale, et nous pourrions facilement en produire une liste étendue; mais leur appréciation nous conduirait trop loin. Nous nous contenterons de signaler ceux de MM. D. John et Sikora, qui ont accommodé aux lois autrichiennes les principes de la médecine judiciaire; les excellens manuels de MM. J. J. Plenck, G. A. Roose, et principalement celui de M. J. D. Metzger, qui l'emporte sur tous les autres par l'ordre, la clarté, les principes judicieux, et l'esprit de critique. Si nous citons M. J. Val. Müller, c'est pour faire remarquer le vide de sa volumineuse ébauche. M. F. Olberg, en publiant sa Docimasie hydrostatique des poumons, a puissamment contribué à jeter du jour sur un des points les plus délicats de la médecine du barreau. La collection des meilleurs opuscules qui aient paru sur cette partie est un vrai service rendu par M. Schlegel; enfin, M. J. P. Frank, en traitant à part tout ce qui est du ressort de la police médicale, a manié ce sujet avec une grande supériorité.

Telles sont les acquisitions les plus importantes qui aient enrichi les différentes branches de la science pendant le cours de cette dernière période. Une foule de mémoires, de dissertations, d'observations particulières, de faits isolés plus ou moins intéressans, destinés à éclaircir la théorie, ont en outre été consignés dans les différens journaux de Médecine; et ces derniers doivent être eux-mêmes regardés comme des dépôts précieux, où viennent se ranger par ordre de date les connaissances et les découvertes modernes, qui par là peuvent se communiquer avec rapidité d'un bout de l'Europe à l'autre. N'oublions pas de signaler parmi les collections les plus recommandables de notre époque les Mémoires déjà si connus de la Société médicale d'Emulation de Paris, et parmi les recherches bibliographiques, le Catalogue de M. Ploucquet, ouvrage immense, qui prouve dans son auteur la plus vaste érudition jointe à une patience peu commune, mais qui offre des défauts trop palpables, tels que de nombreuses répétitions, de fausses dates, des lacunes même, et que, par ces raisons, on ne doit consulter qu'avec beaucoup de réserve.

La Médecine présente encore à ceux qui se vouent à son étude, une partie essentielle, dont nous n'avons point fait mention, qui intéresse sous une foule de rapports, qui, pour être traitée convenablement, exige de ceux qui s'y livrent, une érudition choisie et étendue, des connaissances solides et variées, un jugement droit, un esprit de critique mesuré et impartial; cette partie de la Médecine est son histoire même. Déjà cultivée avec succès par nos savans prédécesseurs, les Leclerc, les Freind, les Barchusen, les Goelicke, les Conring, les Schulze, les Kestner, etc., et plus récemment par MM. Black, Blumenbach, etc. elle était néanmoins restée incomplète, soit que les uns, en s'appesantissant trop sur ses premiers tems, n'eussent pu pousser plus loin leur travail, soit que les autres, pour arriver jusqu'à nos jours, eussent été obligés de presser leur marche, et de ne jeter qu'en passant un coup-d'œil rapide sur les différentes époques de l'art. Il était réservé à la période actuelle de voir naître la première histoire complète de la

Médecine. M. K. Sprengel, en se chargeant de cette vaste entreprise, s'en est acquitté avec la supériorité que lui donnent la connaissance profonde des langues anciennes et orientales, une immense érudition, une application infatigable, l'amour de la vérité. On regrette que ce beau monument, qui s'étend jusqu'à l'histoire du magnétisme animal inclusivement, c'est-à-dire jusques vers 1789, soit tombé en des mains barbares, et ait été mutilé par un infidèle traducteur, qui a perdu haleine au commencement de sa course. L'Allemagne s'est encore enrichie de quelques ouvrages moins importans, mais qui intéressent sous le rapport de la littérature médicale : tels sont les abrégés publiés presqu'à la même époque par MM. Ackermann, Metzger, Hecker, Knebel. Nous devons en outre à M. F. L. Augustin, de Berlin, des tables chronologiques, qui commencent aux temps les plus reculés, et finissent avec le dix-huitième siècle ; à M. de Meza, de Copenhague, un essai que l'on ne peut s'empêcher de trouver bien maigre, et qui a le défaut capital de substituer l'ordre alphabétique à la disposition chronologique, ce qui bannit nécessairement la liaison et l'enchaînement des faits ; à M. Rosario Scuderi, médecin sicilien, une introduction historique, qui se fait lire avec beaucoup d'intérêt, quoiqu'elle offre des vides considérables.

La France a aussi ses historiens en Médecine et en Chirurgie ; et, sans rappeler ici les travaux d'Astruc, de Dujardin, de Peyrilhe, de M. Portal, antérieurs à la période actuelle, cette dernière nous a fourni quelques écrits dignes d'être appréciés. Cabanis a jeté un coup-d'œil sur les révolutions et sur la réforme de la Médecine, ouvrage qui n'est que le prodrome d'un autre beaucoup plus considérable, que l'auteur espérait compléter un jour, mais dont une santé débile et une mort trop prompte nous ont privés pour jamais. Mahon a parcouru toutes les époques de la Médecine clinique, depuis son origine jusqu'aux tems modernes; il nous fait connaître successivement son état brillant sous Hippocrate, sa décadence, sa restauration, et il démontre l'impossibilité qu'elle se perde jamais complétement, appuyée, comme elle l'est, sur des bases solides et durables. M. Amoreux, en mettant au jour un Essai historique et littéraire sur la Médecine des Arabes, pour servir de continuation aux ouvrages de Leclerc et de Freind, a voulu seulement pressentir le goût du public sur un travail beaucoup plus vaste qu'il se propose de publier : en attendant, cet Essai sera d'une grande utilité pour ceux qui desirent s'adonner à des recherches sur les médecins arabes, quoique l'auteur eût pu le rendre plus complet et plus intéressant, en y insérant des extraits raisonnés de leurs écrits les plus marquans. Le beau rapport fait à S. M. l'Empereur et Roi, sur les progrès des sciences naturelles, et rédigé par M. Cuvier, appartient également à l'histoire de notre art. On sent bien que, pour suivre nous-mêmes le fil historique que nous venons de présenter, nous nous sommes étayés et nourris de la lecture des principales productions, dont nous avons rappelé les auteurs, ou exposé une courte appréciation. C'est particulièrement celle de M. Sprengel qui nous a fourni le plus de secours, et nous saisissons avec plaisir cette occasion de témoigner à ce savant illustre toute notre reconnaissance pour la solide instruction et les renseignemens précieux que nous avons puisés dans ses œuvres relatives à l'histoire de la Médecine.

Telle est l'esquisse rapide de l'origine, des progrès, des révolutions et de l'état actuel de l'art de guérir. Livré d'abord à un grossier empirisme, tiré ensuite du fond des temples, et placé au rang des autres sciences par les anciens philosophes de la Grèce, qui lui firent l'application de leurs dogmes erronés, nous avons vu cet art élevé au plus haut degré de splendeur et de certitude, par le génie observateur du grand Hippocrate; puis, flottant incertain au milieu des systèmes d'une foule de sectes rivales; ramené à sa dignité première par la puissante influence de Galien; succombant sous le joug de la superstition et de l'ignorance pendant les siècles ténébreux de barbarie; nous l'avons vu successivement sortir de sa profonde léthargie par les soins des Arabes, auxquels il ne dut pourtant que des progrès peu sensibles; reparaître avec éclat à l'heureuse époque de la renaissance des lettres; s'avilir de nouveau par l'adoption de pratiques superstitieuses, et des rêveries absurdes de l'astrologie et de l'alchimie; puis, s'enrichir d'une multitude de brillantes découvertes pendant les seizième et dix-septième siècles, en dépit de la pernicieuse influence des abstractions et des subtilités scolastiques; se soutenir sur les bases des diverses doctrines systématiques élevées tour à tour par les Van-Helmont, les Sylvius, les Borelli, les Stahl, les Boerhaave, les Hofmann, les Cullen; et enfin rentrer, après tant de variations et de vicissitudes, dans la voie directe de l'expérience et de l'observation, dont il n'aurait jamais dû s'écarter, et où il paraît aujourd'hui fixé d'une manière invariable. L'esprit humain est donc condamné à errer long-tems dans le vague, et à faire mille et mille détours, avant de rencontrer et de suivre la vraie route qui conduit à la connaissance exacte de la vérité.

Forcés de nous restreindre dans les étroites limites que prescrit une simple Introduction, nous n'avons pas dû nous livrer à de plus amples considérations ou à des développemens dont l'étendue et l'abondance de la matière sont évidemment susceptibles: desirant, d'un autre côté, ne rien omettre d'essentiel, nous avons été obligés de presser les faits, de les accumuler, pour ainsi dire, les uns sur les autres; et, pour en former un ensemble plus complet, nous avons osé aborder la période actuelle, et faire connaître et remarquer les réformes heureuses, les nouveautés et les découvertes importantes, les améliorations principales, en un mot les divers progrès qui ont enrichi non seulement les différentes branches de l'art, mais encore les sciences collatérales qu'il ne cesse de rendre ses tributaires. Nous avons signalé les vérités nouvelles qui ont reculé ses bornes, et les erreurs qui ont failli lui imprimer une direction vicieuse ou rétrograde. Nous ne craignons point d'affirmer que l'impartialité a toujours guidé notre plume et dicté nos jugemens; et, si nous ne pouvons disconvenir qu'en général la part de l'éloge l'emporte sur celle de la critique, c'est qu'en effet il y a plus à louer qu'à censurer; c'est que la Médecine actuelle a conquis une supériorité décidée sur celle des siècles précédens : heureux résultat dû à la méthode expérimentale qui dirige aujourd'hui, dans leurs recherches, toutes les sciences d'observation, et qui ne peut manquer de les pousser à grands pas vers le terme de la perfection.

C'est cette méthode expérimentale que nous prendrons toujours pour guide; c'est elle seule qui, menant à la découverte des erreurs comme des vérités, enseigne à se préserver de celles-là en même tems qu'à distinguer celles-ci, et même à tirer parti des premières pour arriver aux secondes; car une erreur reconnue est souvent une vérité acquise. Réunissons donc nos efforts pour élever à la science médicale un monument qui soit digne de l'état de splendeur dont brillent aujourd'hui toutes les connaissances humaines, et que le début d'un siècle fécond en événemens si grands et si extraordinaires, soit aussi marqué par les progrès sensibles et le perfectionnement du plus beau, du plus vaste, du plus utile de tous les arts.

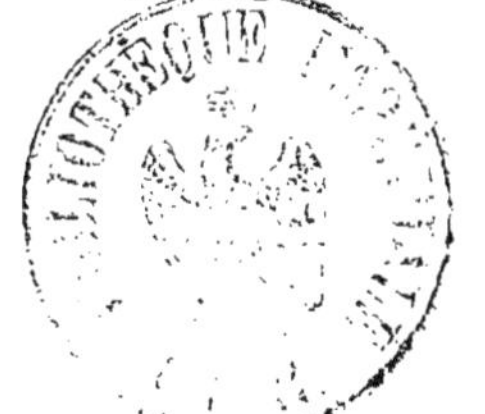

FIN.

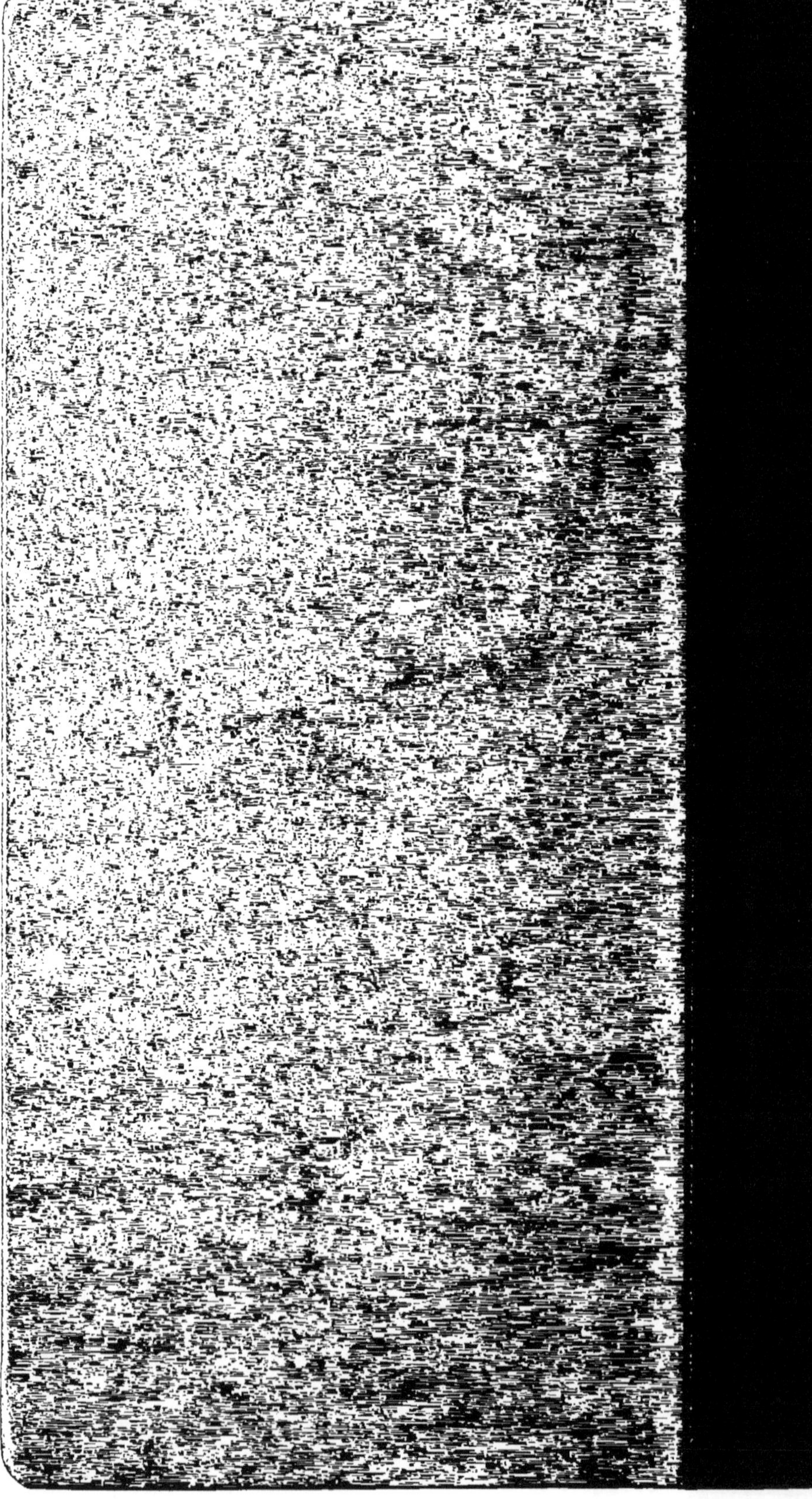

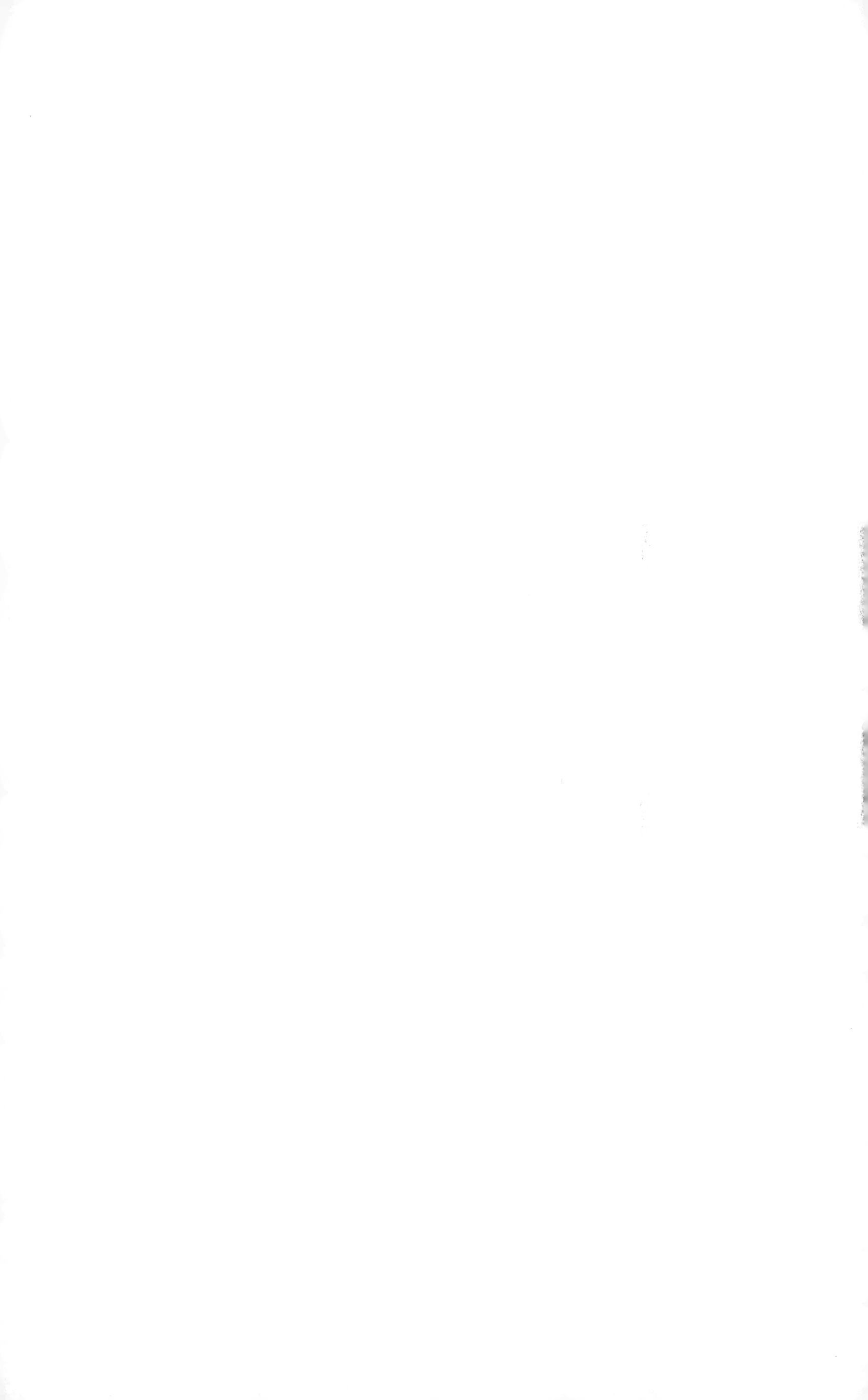

www.ingramcontent.com/pod-product-compliance
Ingram Content Group UK Ltd.
Pitfield, Milton Keynes, MK11 3LW, UK
UKHW012220240726
13966UKWH00003B/862

9 782011 929891